Handbook de Fármacos Anticrise

Maria Augusta Montenegro, MD, PhD
Rady Children's Hospital
UC San Diego School of Medicine
San Diego, USA

Adam Zuhair Kalawi, MD
Rady Children's Hospital
UC San Diego School of Medicine
San Diego, USA

Hannah A. Oppenheim, MD
Rady Children's Hospital
UC San Diego School of Medicine
San Diego, USA

Shifteh Sattar, MD, MBA
Director of Epilepsy
Rady Children's Hospital
UC San Diego School of Medicine
San Diego, USA

Jong M. Rho, MD
Chief of Pediatric Neurology
Rady Children's Hospital
UC San Diego School of Medicine
San Diego, USA

Handbook de Fármacos Anticrise

Maria Augusta Montenegro
Adam Zuhair Kalawi
Hannah A. Oppenheim
Shifteh Sattar
Jong M. Rho

Thieme
Rio de Janeiro • Stuttgart • New York • Delhi

Dados Internacionais de Catalogação na Publicação (CIP) de acordo com ISBD

H236
    Handbook de fármacos anticrise/Maria Augusta Montenegro... [et al.]. – Rio de Janeiro, RJ: Thieme Revinter, 2024.
    14 x 21 cm
    Inclui bibliografia.
    ISBN   978-65-5572-242-0
    eISBN 978-65-5572-243-7

    1. Neurofisiologia. 2. Farmacologia. 3. Fármacos anticrise. I. Montenegro, Maria Augusta. II. Kalawi, Adam Zuhair. III. Oppenheim. A., Hannah. IV. Sattar, Shifteh. V. Rho, Jong M.

                                  CDD: 615.1

Elaborado por Maurício Amormino Júnior – CRB6/2422

Nota: O conhecimento médico está em constante evolução. À medida que a pesquisa e a experiência clínica ampliam o nosso saber, pode ser necessário alterar os métodos de tratamento e medicação. Os autores e editores deste material consultaram fontes tidas como confiáveis, a fim de fornecer informações completas e de acordo com os padrões aceitos no momento da publicação. No entanto, em vista da possibilidade de erro humano por parte dos autores, dos editores ou da casa editorial que traz a luz este trabalho, ou ainda de alterações no conhecimento médico, nem os autores, nem os editores, nem a casa editorial, nem qualquer outra parte que se tenha envolvido na elaboração deste material garantem que as informações aqui contidas sejam totalmente precisas ou completas; tampouco se responsabilizam por quaisquer erros ou omissões ou pelos resultados obtidos em consequência do uso de tais informações. É aconselhável que os leitores confirmem em outras fontes as informações aqui contidas. Sugere-se, por exemplo, que verifiquem a bula de cada medicamento que pretendam administrar, a fim de certificar-se de que as informações contidas nesta publicação são precisas e de que não houve mudanças na dose recomendada ou nas contraindicações. Esta recomendação é especialmente importante no caso de medicamentos novos ou pouco utilizados. Alguns dos nomes de produtos, patentes e design a que nos referimos neste livro são, na verdade, marcas registradas ou nomes protegidos pela legislação referente à propriedade intelectual, ainda que nem sempre o texto faça menção específica a esse fato. Portanto, a ocorrência de um nome sem a designação de sua propriedade não deve ser interpretada como uma indicação, por parte da editora, de que ele se encontra em domínio público.

© 2024 Thieme. All rights reserved.

Thieme Revinter Publicações Ltda.
Rua do Matoso, 170
Rio de Janeiro, RJ
CEP 20270-135, Brasil
http://www.ThiemeRevinter.com.br

Thieme USA
http://www.thieme.com

Design de Capa: © Thieme
Créditos Imagem da Capa: imagem da capa combinada pela Thieme usando as imagens a seguir:
Designed by macrovector/Freepik

Impresso no Brasil por Forma Certa Gráfica Digital Ltda.
5 4 3 2 1
ISBN 978-65-5572-242-0

Também disponível como eBook:
eISBN 978-65-5572-243-7

Todos os direitos reservados. Nenhuma parte desta publicação poderá ser reproduzida ou transmitida por nenhum meio, impresso, eletrônico ou mecânico, incluindo fotocópia, gravação ou qualquer outro tipo de sistema de armazenamento e transmissão de informação, sem prévia autorização por escrito.

ABREVIAÇÕES E ACRÔNIMOS

ACTH: *adrenocorticotropic hormone* (hormônio adrenocorticotrópico)
AMPA: α-amino-3-hydroxy-5-methyl-4-isoxazoleproprionic acid
CTCG: crise tônico-clônica generalizada
DEE/SWAS: *developmental/epileptic encephalopathy with spike-wave activation in sleep* (encefalopatia do desenvolvimento/epiléptica com ativação de ondas de pico durante o sono)
DREES: *drug reaction with eosinophilia and systemic symtoms* (reação medicamentosa com eosinofilia e sintomas sistêmicos)
EIASMS: *enzyme inducing antiseizure medication* (medicamento anticonvulsivante indutor de enzimas)
EMJ: epilepsia mioclônica juvenil
ER: *estended release* (lançamento estendido)
EV: endovenoso
FAC: fármaco anticrise
FIRES: *febrile infection-related epilepsy syndrome* (síndrome de epilepsia relacionada a infecção febril)
GABA: *gamma-aminobutyric acid* (ácido gama-aminobutírico)
HCN: *hyperpolarization-activated cyclic nucleotide-gated* (controlado por nucleotídeo cíclico ativado por hiperpolarização)
HVA: *high voltage-activated* (ativado por alta tensão)
ISRS: inibidor seletivo da recaptação de serotonina
NMDA: N-metyl-D-aspartate
NORSE: *new-onset refractory status epilepticus* (estado de mal epiléptico refratário de início recente)
SJS: Stevens-Johnson Syndrome (Síndrome Stevens-Johnson)
SL: sublingual
SLG: síndrome de Lennox-Gastaut
SC: subcutâneo
TEN: *toxic epidermal necrolysis* (Necrólise epidérmica tóxica)
VO: via oral

ABREVIAÇÕES DE FÁRMACO ANTICRISE

ACTH: Adrenocorticotropic hormone
BRV: Brivaracetam
CBD: Canabidiol
CBZ: Carbamazepina
CLB: Clobazam
CLZ: Clonazepam
CNB: Cenobamato
DZP: Diazepam
ESM: Ethosuximida
FB: Fenobarbital
FBM: Felbamato
FOS: Fosfenitoina
GBP: Gabapentina
LCM: Lacosamida
LTG: Lamotrigina
LEV: Levetiracetam
LZP: Lorazepam
MDL: Midazolam
OXC: Oxcarbazepina
PER: Perampanel
PHT: Fenitoína
PGB: Pregabalina
RFM: Rufinamida
TGB: Tiagabina
TPM: Topiramato
VPA: Ácido valproico
VGB: Vigabatrina
ZNS: Zonisamida

SUMÁRIO

INTRODUÇÃO 1
FAC MAIS UTILIZADOS CONFORME O TIPO DE CRISE EPILÉPTICA E IDADE 6
FAC CONFORME O TIPO DE SÍNDROME EPILÉPTICA 10
ACETAZOLAMIDA VO 14
ÁCIDO FOLÍNICO 15
ÁCIDO VALPROICO EV 16
ÁCIDO VALPROICO VO 18
ACTH (HORMÔNIO ADRENOCORTICOTRÓFICO) 20
BRIVARACETAM EV 22
BRIVARACETAM VO 23
CANABIDIOL 25
CARBAMAZEPINA 27
CENOBAMATO 29
CLOBAZAM 30
CLOBAZAM ORAL FILM 32
CLONAZEPAM 34
DIAZEPAM EV 36
DIAZEPAM INTRANASAL 37
DIAZEPAM ORAL 39
DIAZEPAM RETAL 40
DIVALPRATO DE SÓDIO 42

ix

ESLICARBAZEPINA 44

ETOSSUXIMIDA 46

EVEROLIMUS 47

FELBAMATO 49

FENFLURAMINA 51

FENITOÍNA EV 53

FENITOÍNA VO 55

FENOBARBITAL EV 57

FENOBARBITAL VO 58

FOSFENITOÍNA EV 60

GABAPENTINA 62

GANALOXONA 64

IMUNOGLOBULINA IV (IVIG) 65

KETAMINA 66

LACOSAMIDA EV 67

LACOSAMIDA VO 68

LAMOTRIGINA 70

LEVETIRACETAM EV 73

LEVETIRACETAM VO 74

LORAZEPAM EV 76

LORAZEPAM SL E BUCAL 77

METOSSUXIMIDA 78

MIDAZOLAM BUCAL 79

MIDAZOLAM IM, EV 80

MIDAZOLAM NASAL 81

OXCARBAZEPINA 82

PENTOBARBITAL 84

PERAMPANEL 85

PREDNISOLONA 86

PREGABALINA 89

PRIMIDONA 91

PROPOFOL 93

PIRIDOXINA (VITAMINA B6) & PIRIDOXAL FOSFATO (PLP) 95

RUFINAMIDA 97

STIRIPENTOL 99

TIAGABINA 100

TOPIRAMATO 101

VIGABATRINA 103

ZONISAMIDA 105

BIBLIOGRAFIA 107

Handbook de Fármacos Anticrise

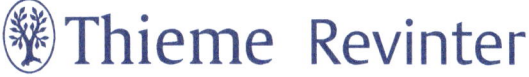

INTRODUÇÃO

O impulso elétrico flui de um neurônio para outro através de potenciais de ação que são desencadeados por uma série de interações entre canais iônicos voltagem-dependentes. O potencial de ação provoca a liberação de glutamato na fenda sináptica, e esse neurotransmissor excitatório liga-se aos receptores ionotrópicos AMPA e NMDA pós-sinápticos, causando influxo de sódio e cálcio, despolarização da membrana que desencadeará outro potencial de ação. Depois que o potencial de ação é desencadeado, GABA é liberado e se liga aos receptores $GABA_A$ pós-sinápticos produzindo influxo de cloro, hiperpolarização da membrana e, portanto, repolarização.

O principal objetivo dos fármacos anticrise (FAC) é estabilizar a membrana neuronal, evitando o influxo excessivo de sódio e cálcio, aumentando a inibição mediada por GABA ou diminuindo a neurotransmissão excitatória (Quadro 1). Embora seja tentador invocar um único mecanismo de ação para cada FAC, deve-se enfatizar que não temos pleno conhecimento do mecanismo de ação das drogas *in vivo*. Assim, apesar de observações experimentais demonstrando a interação de um fármaco com um alvo molecular específico, os mecanismos de ação dos FACs são provavelmente múltiplos e potencialmente aditivos ou sinérgicos. Nenhuma ação descrita pode explicar completamente todos os efeitos clínicos observados, sejam eles relacionados com eficácia, tolerabilidade ou interações medicamentosas.

O desenvolvimento de FAC de segunda e terceira gerações nas últimas décadas (Fig. 1) possibilitou melhoras significativas no perfil de efeitos colaterais, no entanto, estudos clínicos não indicaram melhoras significativas na eficácia.

Monoterapia é o esquema ideal de FAC, com incrementos de dose conforme a mínima dose eficaz, até a dose máxima tolerada. A dose de manutenção recomendada e o nível sérico devem ser considerados apenas como um guia para a prática clínica.

A dose recomendada pelo fabricante geralmente está associada a níveis séricos dentro da faixa terapêutica, na qual a maioria dos pacientes apresentará benefícios terapêuticos sem toxicidade medicamentosa. No entanto, alguns pacientes podem tolerar doses mais elevadas, mesmo apresentando níveis séricos acima da faixa normal.

Isso é especialmente verdadeiro no tratamento da epilepsia fármaco-resistente, quando doses mais altas de FAC podem ser necessárias. Níveis séricos elevados na ausência de efeitos colaterais são frequentemente aceitáveis sem a necessidade de diminuir a dose do FAC.

Quadro 1. Mecanismos de ação mais comuns dos FAC

Modulação de canal iônico		Aumento da ação GABAérgica		Diminuição da ação glutamatérgica	
Bloqueio do canal de sódio	Inibe a entrada de sódio	GABA agonista	Agonista no receptor GABA$_A$ causando hiperpolarização da membrana	Diminui a liberação de glutamato	Liga na SV2A e inibe a liberação de glutamato na fenda sináptica
Bloqueio do canal de cálcio	Inibe a entrada de cálcio	Inibe a recaptação de GABA	Diminui a recaptação de GABA da fenda sináptica	Agonista do AMPA	Agonista do receptor AMPA pós-sináptico, diminuindo a ativação pelo glutamato
Bloqueio do canal de cálcio tipo T	Inibe a entrada de cálcio	Inibe GABA transaminase	Inibe GABA transaminase (enzima que degrada GABA)	Agonista do receptor NMDA	Agonista do receptor NMDA pós-sináptico, diminuindo a ativação pelo glutamato
Modulação do canal de potássio*	Aumenta a saída de potássio				

* Ezogabine (Retigabine) foi proibida pela FDA por apresentar efeito adverso grave.

INTRODUÇÃO

FAC 1ª geração	FAC 2ª geração	FAC 3ª geração
1912 Fenobarbital	1989 Vigabatrina	2004 Pregabalina
1937 Fenitoina	1990 Oxcarbazepina	2007 Lacosamida
1952 Primidona	1991 Lamotrigina	2008 Rufinamida
1957 Methsuximida	1993 Gabapentina	2009 Eslicarbazepina
1960 Etosuximida	1993 Felbamato	2011 Retigabina
1960 Valproato	1995 Topiramato	2012 Perampanel
1974 Carbamazepina	1997 Tiagabina	2016 Brivaracetam
1979 Clobazam	2000 Levetiracetam	2018 Stiripentol
	2000 Zonisamida	2018 Canabidiol
		2019 Cenobamato
		2020 Fenfluramina
		2022 Ganaloxone

Fig. 1. Desenvolvimento e disponibilidade dos FACs ao longo do tempo.

Com mais de 20 FACs disponíveis para uso clínico, pode ser difícil escolher qual FAC é a melhor opção para um paciente. O conhecimento do(s) mecanismo(s) de ação dos FACs (Quadro 2, Fig. 2) pode ajudar a estabelecer qual fármaco pode ser mais eficaz para cada tipo de crise ou síndrome epiléptica. A escolha do FAC pode ser cuidadosamente ajustada de acordo com algumas mutações genéticas subjacentes, como evitar bloqueadores dos canais de sódio se houver perda de função no gene *SCN1A* (Quadro 3). Além disso, a politerapia com FAC é mais eficaz quando são utilizados FACs com diferentes mecanismos de ação.

Quadro 2. Mecanismo de ação principal de cada FAC (observe que muitos FACs têm mais de um tipo de mecanismo de ação)

Mecanismo de ação	Fármaco anticrise
Bloqueador de canal de sódio	Carbamazepina, eslicarbazepina, felbamato, fenitoína, lamotrigina, oxcarbazepina, rufinamida, topiramato, zonisamida
Bloqueador de canal de cálcio	Gabapentina, lamotrigina, pregabalina, zonisamida
Bloqueador de canal de cálcio (tipo T)	Ácido valproico/divalproato, etosuximida
Atiação de canal de potássio	Ezogabina (retigabina)
Agonista GABAérgico	Benzodiazepinicos, fenobarbital, ganaloxona
Inibição da GABA transaminase	Vigabatrina
Diminuição da recaptação de GABA	Ácido valproico/divalproato
Inibição da liberação de glutamato	Brivaracetam, levetiracetam
Bloqueio do receptor pós-sináptico AMPA	Perampanel, topiramato
Bloqueio do receptor pós-sináptico NMDA	Felbamato, ácido valproico/divalproato

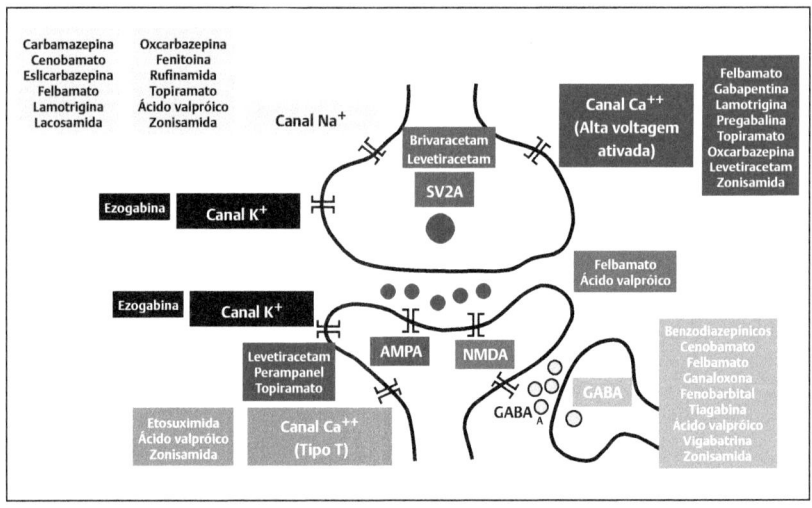

Fig. 2. Local e ação dos principais FACs usados na prática clínica.

Quadro 3. Escolha de FAC conforme diagnóstico

Diagnóstico	Tratamento específico
Complexo esclerose tuberosa	Vigabatrina Everolimus Canabidiol Dieta Cetogênica
Síndrome de Lennox-Gastaut	Rufinamida Canabidiol Clobazam
SCN1A (síndrome de Dravet)	Evitar bloqueador de canal de sódio *channel* Stiripentol Fenfluramina Valproato + clobazam
SCN2A	Bloqueador de canal de sódio: usar se houver ganho de função, evitar se tiver perda de função
SCN8A	Bloqueador de canal de sódio (se houver ganho de função)
PRRT2	Carbamazepina
KCNQ2	Bloqueador de canal de sódio
CDKL5	Ganaxolone

DOSE DE ATAQUE E MANUTENÇÃO DOS FACS INTRAVENOSOS

FAC	Dose de ataque	Manutenção (após 12 horas da dose de ataque)
Fenobarbital	20 mg/kg	3-5 mg/kg/dia (até 150 mg/dia) Se > 50 kg: 75-100 mg duas vezes ao dia
Fenitoína	20 mg/kg	4-8 mg/kg/dia (até 300 mg/dia) Se > 50 kg: 100 mg três vezes ao dia
Ácido valproico	40 mg/kg até 3.000 mg/dose	30-40 mg/kg/dia (até 2.000 mg/dia) Se > 50 kg: 1.000 mg duas vezes ao dia
Levetiracetam	40-60 mg/kg até 4.500 mg/dose (se *status epilepticus*, utilizar 60 mg/kg)	30-40 mg/kg/dia (até 2.000 mg/dia) Se > 50 kg: 1.000 mg duas vezes ao dia
Lacosamida	5-10 mg/kg até 400 mg/dose	4 mg/kg/dia (até 200 mg/dia) Se > 50 kg: 75-100 mg duas vezes ao dia

FAC MAIS UTILIZADOS CONFORME O TIPO DE CRISE EPILÉPTICA E IDADE

1. CRISES EPILÉPTICAS FOCAIS

CRISE EPILÉPTICA FOCAL NEONATAL

Fenobarbital	Mais eficaz
Levetiracetam	Não tão eficaz quanto fenobarbital

EPILEPSIA FOCAL NA INFÂNCIA

Oxcarbazepina	Eficaz e segura
Levetiracetam	Evitar se houver distúrbio do comportamento
Lamotrigina	Aumento da dose dever ser lento Use com cautela em pacientes com arritmia cardíaca
Zonisamida	Múltiplos mecanismos de ação, incluindo bloqueio do canal de cálcio tipo T
Lacosamida	Usar com cuidado em pacientes com arritmia cardíaca (aumento do intervalo PR)
Eslicarbazepina	Alternativa se houver sonolência com OXC ou CBZ
Carbamazepina	Eficaz e segura
Clobazam	Geralmente usado com terapia adjunta

EPILEPSIA FOCAL NO ADULTO

Oxcarbazepina	Segura e eficaz
Levetiracetam	Evitar se houver distúrbio do comportamento Pode ser administrado uma vez ao dia, o que aumenta a aderência ao tratamento
Lamotrigina	Usar com cuidado em pacientes com arritmia cardíaca
Lacosamida	Usar com cuidado em pacientes com arritmia cardíaca (aumento do intervalo PR)
Zonisamida	Múltiplos mecanismos de ação, incluindo bloqueio do canal de cálcio tipo T
Perampanel	Evitar se houver distúrbio do comportamento Pode ser administrado uma vez ao dia, o que aumenta a aderência ao tratamento
Carbamazepina	Eficaz e segura
Eslicarbazepina	Alternativa se houver sonolência com OXC ou CBZ
Cenobamato	Eficaz e seguro
Clobazam	Geralmente usado com terapia adjunta

EPILEPSIA FOCAL NO IDOSO

Levetiracetam	Pouca interação com outras medicações Evitar se houver distúrbio do comportamento
Gabapentina	Pouca interação com outras medicações Perfil de efeito colateral seguro

2. CRISES EPILÉPTICAS GENERALIZADAS (OBSERVE QUE NÃO HÁ CRISES EPILÉPTICAS GENERALIZADAS NO PERÍODO NEONATAL)

EPILEPSIA GENERALIZEDA NA CRIANÇA

Etossuximida	Eficaz apenas no tratamento de crise de ausência
Levetiracetam	Evitar se houver distúrbio do comportamento Menos eficaz no tratamento de crise de ausência
Ácido valproico/divalproato	Evitar antes de 2 anos de idade e em suspeita de doença metabólica/mitocontrial
Lamotrigina	Usar com cuidado em pacientes com arritmia cardíaca
Zonisamida	Múltiplos mecanismos de ação, incluindo bloqueio do canal de cálcio tipo T
Perampanel	Evitar se houver distúrbio do comportamento

EPILEPSIA GENERALIZEDA NO ADULTO

Levetiracetam	Evitar se houver distúrbio do comportamento Pode ser administrado uma vez ao dia, o que aumenta a aderência ao tratamento
Lamotrigina	Usar com cuidado em pacientes com arritmia cardíaca
Brivaracetam	Evitar se houver distúrbio do comportamento
Ácido valproico/divalproato	Evitar em mulheres em idade reprodutiva
Lacosamida	Usar com cuidado em pacientes com arritmia cardíaca (aumento do intervalo PR)
Topiramato	Atenção para efeito colateral cognitivo
Zonisamida	Múltiplos mecanismos de ação, incluindo o bloqueio do canal de cálcio tipo T
Clobazam	Geralmente usado com terapia adjunta
Perampanel	*Off-label for* JME Pode ser administrado uma vez ao dia, o que aumenta a aderência ao tratamento

FAC CONFORME O TIPO DE SÍNDROME EPILÉPTICA

1. LACTENTE

ESPASMO EPILÉPTICO/SÍNDROME DE WEST

ACTH	Primeira opção se o paciente não tiver complexo de esclerose tuberosa
Prednisolona	Tem menos efeito colateral do que ACTH e provalmente a mesma eficácia (não aprovada pela FDA)
Vigabatrina	Primeira opção se houver complexo de esclerose tuberosa
Dieta cetogênica	Considere se a falta de eficácia do tratamento hormonal e da vigabatrina

EPILEPSIA MIOCLÔNICA BENIGNA DA INFÂNCIA

Ácido valproico/ divalproato	Primeira opção Considerar teste genético para POLG se disponível
Clobazam	Geralmente usado com terapia adjunta
Levetiracetam	Pode ser considerado com alternativa ao ácido valproico/divalproato

2. INFÂNCIA

SÍNDROME DE LENNOX-GASTAUT

Ácido valproico/ divalproato	Eficaz no tratamento de múltiplos tipos de crise epiléptica
CBD	Monitorar função hepática, principalmente quando associado a ácido valproico/divalproato
Rufinamida	Eficaz no tratamento de crises tônicas
Clobazam	Pode aumentar secreção pulmonar Eficácia aumenta quando associado ao CBD Nível sérico de clobazam aumenta quando CBD é adicionado Geralmente usado com terapia adjunta
Etossuximida	Pode ser usado como terapia adjunta em pacientes com ausência atípica
Felbamato	Precisa de monitorização laboratorial frequente (hepática e de hemograma) Pode causar insuficiência hepática e anemia aplásica
Dieta cetogênica	SLG geralmente tem resposta boa

EPILEPSIA GENERALIZADA NO IDOSO

Levetiracetam	Pouca interação com outras medicações Evitar se houver distúrbio do comportamento Pode ser administrado uma vez ao dia, o que aumenta a aderência ao tratamento
Brivaracetam	Pouca interação com outras medicações Evitar se houver distúrbio do comportamento
Lamotrigina	Usar com cuidado em pacientes com arritmia cardíaca
Ácido valproico/ divalproato	Monitorar função hepática
Topiramato	Evitar devido ao efeito sobre a função cognitiva

FAC CONFORME O TIPO DE SÍNDROME EPILÉPTICA

EPILEPSIA AUSÊNCIA INFANTIL

Etossuximida	Primeira opção se paciente não tiver CTG generalizada
Ácido valproico/ divalproato	Tão eficaz quanto etossuximida, mas com mais efeitos colaterais Deve ser usado com cuidado em adolescentes do sexo feminino
Lamotrigina	Não é tão eficaz quanto valproato ou etossuximida, mas tem menos efeitos colaterais Aumento da dose dever ser lento Use com cautela em pacientes com arritmia cardíaca
Zonisamida	Múltiplos mecanismos de ação, incluindo bloqueio do canal de cálcio tipo T

EPILEPSIA AUTOLIMITA COM ESPÍCULAS CENTROTEMPORAIS (EPILEPSIA ROLÂNDICA)

Oxcarbazepina	Dose alta pode comprometer concentração
Levetiracetam	Evitar se houver distúrbio do comportamento
Eslicarbazepina	Alternativa se houver sonolência com OXC ou CBZ
Carbamazepina	Tão eficaz quanto OXC, mas com mais efeitos colaterais (sonolência e desatenção)

EPILEPSIA OCCIPITAL VISUAL DA INFÂNCIA

Oxcarbazepina	Dose alta pode comprometer concentração
Levetiracetam	Evitar se houver distúrbio do comportamento
Carbamazepina	Tão eficaz quanto oxcarbazepina, mas com mais efeitos colaterais (sonolência e desatenção)
Eslicarbazepina	Alternativa se houver sonolência com OXC ou CBZ

3. ADOLESCÊNCIA

EPILEPSIA MIOCLÔNICA JUVENIL

Levetiracetam	Evitar se houver distúrbio do comportamento Pode ser administrado uma vez ao dia, o que aumenta a aderência ao tratamento
Lamotrigina	Aumento da dose deve ser lento Use com cautela em pacientes com arritmia cardíaca
Brivaracetam	Evitar se houver distúrbio do comportamento
Ácido valproico/ divalproato	Deve ser usado com cuidado em adolescentes do sexo feminino
Clonazepam	Monitor *sedation and cognitive side effects*
Zonisamida	Múltiplos mecanismos de ação, incluindo o bloqueio do canal de cálcio tipo T
Perampanel	Uso *off-label* Evitar se houver distúrbio do comportamento Pode ser administrado uma vez ao dia, o que aumenta a aderência ao tratamento

EPILEPSIA AUSÊNCIA JUVENIL

Lamotrigina	Primeira opção Aumento da dose dever ser lento Use com cautela em pacientes com arritmia cardíaca
Ácido valproico/ divalproato	Muito eficaz Deve ser usado com cuidado em adolescentes do sexo feminino
Levetiracetam	Pode ser usado, mas não é tão eficaz quanto lamotrigine ou ácido valproico/divalproato Evitar se houver distúrbio do comportamento
Etossuximida	Eficaz apenas no controle de crise de ausência, não é eficaz no controle de CTG generalizada
Zonisamida	Múltiplos mecanismos de ação, incluindo o bloqueiodo canal de cálcio tipo T

EPILEPSIA COM CRISE TÔNICO-CLÔNICA ISOLADA

Levetiracetam	Evitar se houver distúrbio do comportamento Pode ser administrado uma vez ao dia, o que aumenta a aderência ao tratamento
Lamotrigina	Aumento da dose deve ser lento Use com cautela em pacientes com arritmia cardíaca
Brivaracetam	Evitar se houver distúrbio do comportamento
Ácido valproico/ divalproato	Deve ser usado com cuidado em adolescente do sexo feminino
Perampanel	*Off-label use* Evitar se houver distúrbio do comportamento Pode ser administrado uma vez ao dia, o que aumenta a aderência ao tratamento

ACETAZOLAMIDA VO

Diamox™
Comprimido: 250 mg

INDICAÇÃO
Aprovada para o tratamento de crises generalizadas acima de 12 anos de idade. Também usada *off label* em epilepsia catamenial.

DOSE

Crianças:
- *Dose inicial:* 15-25 mg/kg/dia divididos em duas ou três doses.
- *Manutenção:* 8-30 mg/kg/dia divididos em duas ou três doses.
- *Dose máxima:* 30 mg/kg/dia, máximo de 1 g/dia.

Adulto:
- *Dose inicial:* 250-500 mg/dia divididos duas vezes ao dia.
- *Manutenção:* 1-4 g/dia divididos em duas ou três doses.
- *Dose máxima:* 1 g/dia dividido em duas ou três doses.

MECANISMO(S) DE AÇÃO
Inibição da anidrase carbônica.

EFEITOS COLATERAIS
- *Dose-dependente:* letargia, parestesia, anorexia, cefaleia, náuseas, diarreia, alterações visuais, cálculos renais, acidose metabólica, fotossensibilidade.
- *Contraindicações:* insuficiência hepática, hiponatremia ou hipocalemia, insuficiência adrenocortical, acidose hiperclorêmica, insuficiência renal.
- *Teratogenicidade:* informação insuficiente.

INTERAÇÃO MEDICAMENTOSA
- ↑ alfa-/beta-agonistas, amantadina, outros inibidores da anidrase carbônica (topamax), ciclosporina, fos-/fenitoína (aumenta efeitos colaterais), metformina,
- ↓ amfetaminas, lítio.

DICA PRÁTICA
- Desde o desenvolvimento de novas drogas, tem sido raramente usado como FAC.
- O topiramato também é um inibidor da anidrase carbônica, com a vantagem de ter outros mecanismos de ação.
- O rótulo adverte contra o uso na alergia à SULFA, mas o risco de reatividade cruzada é muito baixo, mas alguns profissionais evitam o uso em pacientes com reações graves anteriores (SJS/TEN) a medicamentos como SULFA.
- Deve ser tomado com alimentos.

ÁCIDO FOLÍNICO

Leucovorin™
Tablete: 5 mg, 10 mg, 15 mg, 25 mg
Receita comum

INDICAÇÃO
Atualmente não é formalmente aprovado para o tratamento de epilepsia. Seu uso *off-label* é feito no tratamento de epilepsia associada à mutação do gene *ALDH7A1* (crises epilépticas responsável ao ácido folínico/epilepsia dependente de piridoxina).

DOSE
Idade
- Bebês:
  - Dose inicial e manutenção: 5-10 mg/dia divididos em duas doses.
  - Dose máx.: pode ser necessário aumentar até 8 mg/kg/dia divididos em duas doses.
- ≥ 1 ano:
  - Dose inicial e manutenção: 20-40 mg/dia divididos duas vezes ao dia.
  - Dose máx.: 40 mg/dia divididos duas vezes ao dia.

MECANISMO(S) DE AÇÃO
Indeterminado.

EFEITOS COLATERAIS
Idiossincrático: anafilaxia.

INDUÇÃO ENZIMÁTICA
Não.

DICA PRÁTICA
- Ácido folínico não é o mesmo que ácido fólico.
- Crises responsivas ao ácido folínico e epilepsia dependente de piridoxina são causadas pela deficiência de α-aminoadípico semialdeído (α-AASA) desidrogenase associada a mutações no gene *ALDH7A1*. A hipótese atual é que essa mutação causa diminuição dos níveis de piridoxal-5-fosfato, o que afeta o metabolismo de glutamato e GABA.
- A resposta clínica é variável.
- Considere a adição de piridoxina.
- Quando o ácido folínico é usado em altas doses (geralmente para diminuir a toxicidade do metotrexato) pode causar convulsões. Esse risco não é clinicamente relevante em pacientes com convulsões responsivas ao ácido folínico/epilepsia dependente de piridoxina.

ÁCIDO VALPROICO EV

Depacon™
100 mg/mL
Receita controlada branca

INDICAÇÃO
Monoterapia e terapia adjunta no tratamento de múltiplos tipos de crises epilépticas, incluindo crise epiléptica focal e de ausência.

DOSE
Tratamento de emergência

- Dose de ataque:
  - 30-40 mg/kg (máximo 3.000 mg), velocidade EV máxima.
  - 10 mg/kg/minuto (adulto: por 10-20 minutos).
- Manutenção:
  - 15-30 mg/kg/dia divididos em 3 ou 4 doses.
- Dose máxima:
  - 60 mg/kg/dia divididos em 3 ou 4 doses.

MECANISMO(S) DE AÇÃO
Bloqueador de canais de Na^+ e Ca^{2+} tipo T, modula a inibição GABAérgica (aumenta a biossíntese e inibe a degradação de GABA); bloqueia histone deacetilase.

EFEITOS COLATERAIS
- *Dose-dependente:* edema periférico, tremor (principalmente se junto com lamotrigina), ganho de peso, trombocitopenia, síndrome do ovário policístico, distúrbios gastrintestinais, hiponatremia.
- *Idiossincrático:* pancreatite (1:40.000), encefalopatia, hepatoxicidade, hiperamonemia, lúpus eritematoso sistêmico, síndrome de Fanconi, alopecia.

INDUÇÃO ENZIMÁTICA
Não.

INTERAÇÃO MEDICAMENTOSA
- ↑AVP com felbamato.
- ↓ AVP com CBZ, PHT, PHB, PRM.
- *Monitorizar nível sérico:* ácido acetilsalicílico, carbapenems, estrogen-OCPs.
- *Pode afetar outros FAC:* CZP, DZP, ESM, LTG, PHT, RUF
- *Outros:* antidepressivo tricíclico, propofol, warfarina, zidovudina.

DICA PRÁTICA

- Mude para formulação oral quando possível (divalproato de sódio ou ácido valproico).
- As formulações EV devem ser administradas 3 ou 4 vezes ao dia para manter níveis mínimos adequados, no entanto, isso pode ser mudado para 2 ou 3 vezes ao dia na transição para administração enteral.
- Cuidado no uso em mulheres em idade fértil devido à teratogenicidade, especificamente aumento de 20 vezes nos defeitos do tubo neural.
- A encefalopatia do ácido valproico (sonolência, letargia, hiperamonemia) é uma complicação rara que pode ser fatal.
- Em caso de dor abdominal deve-se checar enzimas pancreáticas, pois a pancreatite necrosante aguda raramente pode ocorrer e pode ser fatal.
- Considere este medicamento em pacientes com comorbidade comportamental ou psiquiátrica.
- Evitar em pacientes menores de dois anos ou com suspeita de doenças metabólicas e mitocondriais devido ao risco de insuficiência hepática fulminante.
- Em caso de cirurgia, ácido valproico pode causar coagulopatia (especialmente distúrbio da função plaquetária, mesmo com contagem normal de plaquetas) e sangramento potencialmente grave.
- Use com cautela em indivíduos com síndrome de Angelman, porque pode piorar o tremor e o equilíbrio, com um impacto significativo nas habilidades motoras e na marcha.

ÁCIDO VALPROICO VO

Depakene™
Cápsula: 250 mg e 500 mg
Solução oral: 50 mg/mL
Receita controlada branca
Para Depakote veja divalproato de sódio.

INDICAÇÃO
Monoterapia e terapia adjunta no tratamento de múltiplos tipos de crises epilépticas, incluindo crise epiléptica focal e de ausência.

DOSE

Crianças:
- *Dose inicial:* 10-15 mg/kg/dia divididos em duas ou três doses.
- *Como aumentar a dose:* aumentar 5-10 mg/kg/dia a cada semana.
- *Manutenção:* 15-30 mg/kg/dia divididos em duas ou três doses.
- *Dose máxima:* 60 mg/kg/dia divididos em duas ou três doses.

Adulto:
- *Dose Inicial:* 750 mg/dia divididos em duas ou três doses.
- *Manutenção:* 750-1.500 mg/dia divididos em duas dou três doses.
- *Dose máxima:* 3.000 mg/dia divididos em duas ou três doses.

MECANISMO(S) DE AÇÃO
Bloqueador de canais de Na^+ e Ca^{2+} tipo T, modula a inibição GABAérgica (aumenta a biossíntese e inibe a degradação de GABA); bloqueia histone deacetilase.

EFEITOS COLATERAIS
- *Dose-dependente:* edema periférico, tremor (principalmente se junto com lamotrigina), ganho de peso, trombocitopenia, síndrome do ovário policístico, distúrbios gastrintestinais, hiponatremia.
- *Idiossincrático:* pancreatite (1:40.000), encefalopatia, hepatoxicidade, hiperamonemia, lúpus eritematoso sistêmico, síndrome de Fanconi, alopecia.

INDUÇÃO ENZIMÁTICA
Não.

INTERAÇÃO MEDICAMENTOSA
- ↑ AVP com felbamato.
- ↓ AVP com CBZ, PHT, PHB, PRM.

- *Monitorizar nível sérico:* ácido acetilsalicílico, carbapenems, Contraceptivos orais – estrogênios
- *Pode afetar outros* FACs: CZP, DZP, ESM, LTG, PHT, RUF
- *Outros:* antidepressivo tricíclico, propofol, warfarina, zidovudina.

DICA PRÁTICA
- Ácido valproico e divalproato de sódio são similares na prática clínica e podem ser convertidos na proporção de 1:1 (as apresentações disponíveis de divalproato de sódio descrevem a atividade de ácido valproico).
- Cuidado no uso em mulheres em idade fértil devido à teratogenicidade, especificamente aumento de 20 vezes nos defeitos do tubo neural.
- A encefalopatia do ácido valproico (sonolência, letargia, hiperamonemia) é uma complicação rara que pode ser fatal.
- Em caso de dor abdominal devem-se checar enzimas pancreáticas, pois a pancreatite necrosante aguda raramente pode ocorrer mas pode ser fatal.
- Considere este medicamento em pacientes com comorbidade comportamental ou psiquiátrica.
- Evitar em pacientes menores de dois anos ou com suspeita de doenças metabólicas e mitocondriais devido ao risco de insuficiência hepática fulminante.
- Em caso de cirurgia, ácido valproico pode causar coagulopatia (especialmente distúrbio da função plaquetária, mesmo com contagem normal de plaquetas) e sangramento potencialmente grave.
- Use com cautela em indivíduos com síndrome de Angelman, porque pode piorar o tremor e o equilíbrio, com um impacto significativo nas habilidades motoras e na marcha.

ACTH (HORMÔNIO ADRENOCORTICOTRÓFICO)

Achtar gel™
Gel de corticotropina injetável (IM e SC)
80 U/mL (5 mL); 1 unidade = 1 mg

INDICAÇÃO
Monoterapia para o tratamento de espasmos epilépticos em lactentes e crianças menores de 2 anos de idade.

DOSE
- 150 IU/m²/dia (intramuscular) por 1 semana, depois 75 IU/m²/dia por 1 semana, seguido de retirada lenta por 2-6 semanas.
- *Monitorar:* pressão arterial e níveis de glicose.

MECANISMO(S) DE AÇÃO
Estimula a secreção adrenal de cortisol, corticosterona, aldosterona e outros esteroides.

FARMACOCINÉTICA
- *Meia-vida:* 15 minutes.
- *Excreção:* urinária

EFEITOS COLATERAIS
- *Dose-dependente:* características cushingoides, aumento do apetite/peso, irritabilidade, imunossupressão, aumento da pressão arterial, glicosúria, diminuição do potássio, gastrite/úlcera péptica, atrofia cerebral, alterações ósseas, glaucoma, catarata, acne, hipertrofia cardíaca.
- *Contraindicações:* esclerodermia, osteoporose, infecções fugais sistêmicas, herpes simples ocular, úlcera péptica, cirurgia recente, insuficiência cardíaca congestiva, hipertensão não controlada, insuficiência adrenocortical primária, hiperfunção adrenocortical.

> Recomenda-se profilaxia gastrointestinal: inibidor da bomba de próton ou bloqueador H2.

INTERAÇÃO MEDICAMENTOSA
Vacinas de vírus vivo ou atenuado são contraindicadas.

DICA PRÁTICA

- A dose de ACTH deve ser gradualmente reduzida ao longo de um período de 2 semanas para evitar insuficiência adrenal.
- Sugestão para diminuição da dose: 30 U/m^2 pela manhã para 3 dias, 15 U/m^2 pela manhã para 3 dias, 10 U/m^2 pela manhã para 3 dias e 10 U/m^2 a cada duas manhãs para 6 dias.
- Considere dose de estresse de esteroides se a infecção por pelo menos 6 meses.
- A administração de vacinas vivas ou vivas atenuadas é contraindicada em doentes em uso de imunossupressores como ACTH. Vacinas com vírus morto ou inativadas podem ser administradas; no entanto, a resposta imunológica não pode ser prevista.
- ACTH gel deve ser aquecido à temperatura ambiente antes de usar.
- É contraindicado em crianças com suspeita de infecção congênita.

BRIVARACETAM EV

Briviact™
Solução endovenosa: 50 mg/5 mL
Receita controlada branca

INDICAÇÃO
É indicado para o tratamento de convulsões focais em pacientes com 16 anos de idade ou mais.

DOSE
* Pode ser substituído por levetiracetam rapidamente utilizando a proporção 1:10-15 (brivaracetam:levetiracetam) desde que a dose máxima de levetiracetam não seja excedida.

Crianças:
- *Dose inicial:* 0,8 mg/kg/dia dividido em duas doses.
- *Manutenção:* 0,8-1,6 mg/kg/dia divididos em duas doses.
- *Dose máxima:* 2 mg/kg/dia ou 200 mg/dia divididos em duas doses.

Adulto:
- *Dose inicial:* 50-100 mg/dia divididos em duas doses.
- *Manutenção:* 50-100 mg/dia divididos em duas doses.
- *Dose máxima:* 200 mg/dia divididos em duas doses.

MECANISMO(S) DE AÇÃO
Ligação de alta afinidade ao SV2A (*synaptic vesicle protein* 2A), inibindo a liberação de glutamato.

EFEITOS COLATERAIS
- *Dose-dependente:* irritabilidade, depressão, ansiedade, psicose.
- *Idiossincrático:* raramente causa *rash* cutâneo, provavelmente seguro em pacientes com porfiria.

INDUÇÃO ENZIMÁTICA
Não.

DICA PRÁTICA
- Pode ter efeitos psiquiátricos semelhantes, mas menos graves, do que com levetiracetam.
- Embora não oficialmente licenciado pode ser considerado como opção em pacientes ≥ 1 mês de idade e com outros tipos de crise epiléptica, incluindo focal, mioclônica e generalizada.

BRIVARACETAM VO

Briviact™
Tablete: 10 mg, 25 mg, 50 mg, 75 mg, 100 mg
Solução oral: 10 mg/mL
Receita controlada branca

INDICAÇÃO
É indicado para o tratamento de convulsões focais em pacientes com 4 anos de idade ou mais.

DOSE
Dose inicial:
- *< 11kg:* 1,5-3 mg/kg/dia divididos em duas doses.
- *11 a < 20 kg:* 1-2,5 mg/kg/dia divididos duas vezes ao dia.
- *20 a < 50 kg:* 1-20 mg/kg/dia divididos em duas doses.
- *> 50 kg:* 25-50 mg duas vezes ao dia.
- *Adulto:* 25-50 mg duas vezes ao dia.

Dose máxima:
- *< 11 kg:* 6 mg/kg/dia.
- *11 a < 20 kg:* 5 mg/kg/dia.
- *20 a < 50 kg:* 4 mg/kg/dia.
- *> 50 kg:* 150 mg/dia.
- *Adulto:* 200 mg/dia.

Nível sérico terapêutico: 0,2-2 mcg/mL.
Retirada: diminuir 50 mg/dia a cada semana, sendo 20 mg/dia na última semana.

MECANISMO(S) DE AÇÃO
Ligação de alta afinidade ao SV2A (synaptic vesicle protein 2A), inibindo a liberação de glutamato.

EFEITOS COLATERAIS
- *Dose-dependente:* irritabilidade, depressão, ansiedade, psicose etc.
- *Idiossincrático:* provavelmente seguro em pacientes com porfiria, raramente causa *rash* cutâneo.

INDUÇÃO ENZIMÁTICA
Não.

INTERAÇÃO MEDICAMENTOSA
- ↑ PHT (20%) e CBZ (100%).

- ↓ BRV pela rifampicina (45%), FACs indutores hepáticos (19-26%).

DICA PRÁTICA
- Pode ter efeitos psiquiátricos semelhantes, mas menos graves, do que com levetiracetam.
- Embora não oficialmente licenciado pode ser considerado como opção em pacientes ≥ 1 mês de idade e com outros tipos de crise epiléptica, incluindo focal, mioclônica e generalizada.

CANABIDIOL

CBD Pratti Donaduzzi™
Solução oral: 20 mg/mL, 50 mg/mL, 200 mg/mL
Receita controlada A (azul)

INDICAÇÃO
É indicado no tratamento de crises epilépticas associadas à síndrome de Lennox-Gastaut ou síndrome de Dravet, em pacientes ≥ 2 anos de idade.

DOSE
- *Dose inicial:* 5 mg/kg/dia divididos em duas doses.
- *Como aumentar a dose:* 5 mg/kg/dia divididos duas vezes ao dia, aumento semanal.
- *Manutenção:* 10 mg/kg/dia divididos em duas vezes ao dia.
- *Dose máxima:* 20 mg/kg/dia divididos em duas doses.

Insuficiência hepática (**use com cuidado**):
- *Leve:* sem alteração.
- *Moderada:* dose inicial 2,5 mg/kg/dia divididos em duas vezes ao dia, aumentar após uma semana para 5 mg/kg/dia divididos em duas doses (dose máxima: 10 mg/kg/dia divididos duas vezes ao dia).
- *Grave:* dose inicial 1 mg/kg/dia divididos em duas vezes ao dia, aumentar após 1 semana para 2 mg/kg/dia divididos em duas doses (dose máxima: 4 mg/kg/dia divididos duas vezes ao dia).

- *Monitorar:* função hepática e bilirrubina (antes, 1/3/6 meses), especialmente se também estiver tomando ácido valproico/divalproato.
- *Alimentos:* tomar de forma consistente para reduzir a variação de absorção.
- *Interromper o tratamento se:* AST e/ou ALT > 3× limite superior e bilirrubina total > 2× limite superior; ou AST e/ou ALT > 5× limite superior.

MECANISMO(S) DE AÇÃO
Possivelmente, bloqueio do receptor-órfão GPR55, agonista TRPV1 e inibidor FAAH que metaboliza anandamide.

EFEITOS COLATERAIS
- *Dose-dependente:* sonolência, diarreia, pirexia, diminuição do apetite, vômito, aumento da ALT e da AST (pode ser transitório, pode ser mais provável com ácido valproico concomitante), pneumonia e insuficiência respiratória (especialmente se clobazam concomitante).

INDUÇÃO ENZIMÁTICA
Não.

INTERAÇÃO MEDICAMENTOSA
- Inibe CYP2C19, CYP2C9, CYP2C8, CYP1A2, UGT1A9, UGT2B7.
- ↑ N-desmethyl clobazam (3×), zonisamida, topiramato, eslicarbazepina, rufinamida, citalopram, escitalopram, diazapam, everolimus, fosfenitoina e fenitoína.

DICA PRÁTICA
- Monitorização cuidadosa do funcionamento do fígado se o doente também tomar Depakote.
- CBD associado ao clobazam tem efeito anticonvulsivante maior do que quando usado em monoterapia.
- Se o paciente estiver tomando clobazam e tiver sonolência após a introdução do CBD, diminua a dose de clobazam, pois o CBD aumenta o nível sérico de clobazam.
- Embora não oficialmente licenciado, pode-se considerar o uso em pacientes com complexo de esclerose tuberosa.
- A alta ingestão de gordura pode aumentar os níveis de canabidiol. No início do tratamento é aconselhável ser observar o conteúdo das refeições e tomar a medicação em um horário consistente em relação às refeições.
- É livre de carboidratos (dieta cetogênica).

CARBAMAZEPINA

Tegretol™
Comprimido: 200 mg, 400 mg
Comprimido CR: 200 mg, 400 mg
Solução oral: 20 mg/mL
Receita controlada branca

INDICAÇÃO
Monoterapia ou terapia adjuvante no tratamento de crises epilépticas focais e generalizadas. Idade: adultos e crianças.

DOSE
< 6 anos:
- *Dose inicial:* 10-20 mg/kg/dia divididos duas ou três vezes ao dia.
- *Dose máxima:* 35 mg/kg/dia.

≥ 6-12 anos:
- *Dose inicial:* 100 mg duas vezes ao dia.
- *Como aumentar a dose:* até 100 mg/dia, com intervalos semanais.
- *Manutenção:* 400-800 mg/dia.
- *Dose máxima:* 1.000 mg/dia.

Adolescente:
- *Dose inicial:* 200 mg duas vezes ao dia.
- *Como aumentar a dose:* até 200 mg/dia, intervalo semanal para aumento.
- *Manutenção:* 800-1.200 mg/dia divididos duas vezes ao dia.
- *Dose máxima:* ≤ 15anos: 1 g/dia; > 15 anos: 1.200 mg/dia divididos duas vezes ao dia.

Adulto:
- *Dose inicial:* 2-3 mg/kg/dia (máximo 400 mg/dia) divididos em duas ou três doses.
- *Como aumentar a dose:* every 2-3 weeks by ≥ 200 mg/dia.
- *Manutenção:* 10 mg/kg/dia (800 mg/dia to 1.200 mg/dia) divididos em duas ou três doses.
- *Dose máxima:* 2 g/dia.

Nível sérico: 4-12 mcg/mL.
Retirada: lenta ao longo de 2-6 meses.

MECANISMO(S) DE AÇÃO
Aumenta a inativação rápida de canais de Na^+; bloqueia canal Ca^{2+} tipo L.

EFEITOS COLATERAIS
- *Dose-dependente:* sonolência, ataxia, hiponatremia (mais em adultos), leucopenia (persiste em 2%), disfunção reprodutiva/sexual, diminuição do hormônio tireoidiano, mioclonia epiléptica/não epiléptica.
- *Idiossincrático:* agranulocitose, anemia aplástica (1/200.000 exposições), pancreatite, hepatoxicidade, lúpus eritematoso sistêmico induzido por drogas, diminuição dos níveis de imunoglobulinas. Síndrome de Stevens-Johnson, DRESS ou necrólise epidérmica tóxica são mais comuns em pacientes com HLA-B*1502 e HLA-A*3101 (ascendência asiática).
- *Contraindicações:* crise de ausência ou mioclonia, síndrome de Dravet.
- *Teratogênico:* Y (defeitos do tubo neural e anomalias craniofaciais)

INDUÇÃO ENZIMÁTICA
Sim (pode interagir com anticoncepcional hormonal, quimioterápicos, medicação antirretroviral contra HIV, imunossupressores etc.).

INTERAÇÃO MEDICAMENTOSA
- Induz CYP1A2, 2B6, 2C9/19, & 3A4.
- Macrolídeos ↓ CBZ.
- CBZ ↓ OCPs e warfarina.

DICA PRÁTICA
- Após 2-3 meses, as concentrações séricas podem diminuir devido à autoindução de enzimas hepáticas, e a dose pode precisar ser aumentada para 15-20 mg/kg/dia.
- DRESS ou necrólise epidérmica tóxica são mais comuns em pacientes com HLA-B*1502 e HLA-A*3101 (ascendência asiática). Recomenda-se testar esse HLA em pacientes ou considerar medicação alternativa naqueles de ascendência asiática.
- Embora aprovada para crises epilépticas generalizadas, CBZ não é usada no tratamento de epilepsias generalizadas idiopáticas.

CENOBAMATO

Xcopri™
Tablete: 12,5 mg, 25 mg, 50 mg, 100 mg, 150 mg, 200 mg
Receita controlada branca

INDICAÇÃO
Crises epilépticas focais em pacientes > 18 anos de idade.

DOSE
- *Dose inicial:* 12,5 mg ao dia.
- *Como aumentar a dose:* aumentar 12,5 mg a cada duas semanas.
- *Manutenção:* 200 mg/dia.
- *Dose máxima:* 400 mg/dia.

MECANISMO(S) DE AÇÃO
- Modulação de receptor $GABA_A$ independente do local de ligação dos benzodiazepínicos.
- Bloqueador de canal de Na^+ (aumenta as inativações rápida e lenta dos canais de Na^+; inibe a corrente não ativada persistente de Na^+).

EFEITOS COLATERAIS
Sonolência, fadiga, ideação suicida, tontura, diplopia, visão turva, dor de cabeça.

INDUÇÃO ENZIMÁTICA
Sim. Inibe citocromo P450 (CYP) 2C19 e induz CYP3A4 e 2B6 (pode interagir com anticoncepcional hormonal, quimioterápicos, medicação antirretroviral contra HIV, imunossupressores etc.).

DICA PRÁTICA
- Contraindicado se síndrome do QT curto familiar ou intervalo QT curto isolado.
- Pacientes com doença hepática leve ou moderada não devem tomar mais de 200 mg uma vez por dia.

CLOBAZAM

Frisium™, Urbanil™
Tablete: 10 mg, 20 mg
Solução oral: 2,5 mg/mL
Receita controlada A (azul)

INDICAÇÃO
É um benzodiazepínico indicado para o tratamento adjuvante de crises epilépticas associadas à síndrome de Lennox-Gastaut (LGS) em pacientes ≥ 2 anos de idade.

DOSE
< 2 anos de idade:
- *Dose inicial:* 0,5 a 1 mg/kg/dia (máx. 5 mg/dia) dividido duas vezes ao dia.
- *Como aumentar a dose:* aumentar a cada 5-7 dias.
- *Dose máxima:* 10 mg/dia divididos duas vezes ao dia.

< 30 kg:
- *Dose inicial:* 5 mg ao dia.
- *Como aumentar a dose:* 10 mg/dia divididos duas vezes ao dia.
- *Dose máxima:* 20 mg/dia divididos duas vezes ao dia.

≥ 30 kg:
- 5 mg duas vezes ao dia por uma semana, depois 10 mg duas vezes ao dia por uma semana, depois 20 mg duas vezes ao dia.
- *Manutenção:* 20 mg/dia divididos duas vezes ao dia.
- *Dose máxima:* 40 mg/dia divididos em duas doses.

Adulto:
- *Dose inicial:* 5-15 mg/dia.
- *Dose máxima:* 40 mg/dia divididos duas vezes ao dia.
- Pode usar até 30 mg a noite, mas doses mais altas devem ser divididas em duas doses.

Retirada: diminuir 5-10 mg/dia da dose total dose por semana.
Nível sérico: 0,25-0,75 mcg/mL.

MECANISMO(S) DE AÇÃO
- Ativação de receptor $GABA_A$ por modulação alostérica positiva (ligação entre subunidades alfa e gama).
- Estrutura 1,5-benzodizapine (ao contrário da estrutura 1,4-benzodiazapine dos outros benzodiazepínicos).

EFEITOS COLATERAIS
- *Dose-dependente:* sialorreia, fadiga muscular e fraqueza, dependência física (uso a longo prazo), tolerância, ganho de peso. Pneumonia e insuficiência respiratória (especialmente se concomitante com canabidiol).
- *Idiossincrático:* raramente causa *rash* cutâneo.

INDUÇÃO ENZIMÁTICA
Sim (pode interagir com anticoncepcional hormonal, quimioterápicos, medicação antirretroviral contra HIV, imunossupressores etc.).

INTERAÇÃO MEDICAMENTOSA
Canabidiol ↑ níveis de clobazam.

DICA PRÁTICA
- Alguns autores sugerem doses de até 2 mg/kg/dia ou 80 mg/dia.
- O CBD aumenta o nível sérico de clobazam e pode causar aumento da sonolência.
- Embora não licenciado oficialmente, pode-se considerar o uso em pacientes com crises epilépticas focais.
- Causa menos sedação e aumento de secreções do que outros benzodiazepínicos, mas ainda são efeitos colaterais frequentes em doses mais altas.
- Menos taquifilaxia do que outros benzodiazepínicos.
- Os benzodiazepínicos potencialmente aumentam o risco de glaucoma agudo de ângulo fechado, especialmente no início do tratamento.

CLOBAZAM ORAL FILM

Sympazam™
Oral film: 5 mg, 10 mg, 20 mg
Receita controlada A (azul)

INDICAÇÃO
É um benzodiazepínico indicado para o tratamento adjuvante de crises epilépticas associadas à síndrome de Lennox-Gastaut (LGS) em pacientes ≥ 2 anos de idade.

DOSE
< 2 anos de idade:
- *Dose inicial:* 0,5 a 1 mg/kg/dia (máx. 5 mg/dia) dividido duas vezes ao dia.
- *Como aumentar a dose:* aumentar a cada 5-7 dias.
- *Dose máxima:* 10 mg/dia divididos duas vezes ao dia.

< 30 kg:
- *Dose inicial:* 5 mg ao dia.
- *Como aumentar a dose:* 10 mg/dia divididos duas vezes ao dia.
- *Dose máxima:* 20 mg/dia divididos duas vezes ao dia.

≥ 30 kg:
- *Dose inicial:* 5 mg duas vezes ao dia por uma semana, depois 10 mg duas vezes ao dia por uma semana, depois 20 mg duas vezes ao dia.
- *Manutenção:* 20 mg/dia divididos duas vezes ao dia.
- *Dose máxima:* 40 mg/dia divididos em duas doses.

Adulto:
- *Dose inicial:* 5-15 mg/dia.
- Dose máxima: 40 mg/dia divididos duas vezes ao dia.
- Pode usar até 30 mg à noite, mas doses mais altas devem ser divididas em duas doses.

Retirada: diminuir 5-10 mg/dia da dose total dose por semana.
Nível sérico: 0,25-0,75 mcg/mL.

MECANISMO(S) DE AÇÃO
- Ativação de receptor $GABA_A$ por modulação alostérica positiva (ligação entre subunidades alfa e gama).
- Estrutura 1,5-benzodizapine (ao contrário da estrutura 1,4-benzodiazapine dos outros benzodiazepínicos).

EFEITOS COLATERAIS
- *Dose-dependente:* sialorreia, fadiga muscular e fraqueza, dependência física (uso a longo prazo), tolerância, ganho de peso. Pneumonia e insuficiência respiratória (especialmente se concomitante com canabidiol).
- *Idiossincrático:* raramente causa *rash* cutâneo.

INDUÇÃO ENZIMÁTICA
Sim (pode interagir com anticoncepcional hormonal, quimioterápicos, medicação antirretroviral contra HIV, imunossupressores etc.).

INTERAÇÃO MEDICAMENTOSA
Canabidiol ↑ níveis de clobazam.

DICA PRÁTICA
- Deve ser tomado sem água ou líquido, o filme adere à língua e dissolve.
- Alguns autores sugerem doses de até 2 mg/kg/dia ou 80 mg/dia.
- O CBD aumenta o nível sérico de clobazam e pode causar aumento da sonolência.
- Embora não licenciado oficialmente, pode-se considerar o uso em pacientes com crises epilépticas focais.
- Causa menos sedação e aumento de secreções do que outros benzodiazepínicos, mas ainda são efeitos colaterais frequentes em doses mais altas.
- Menos taquifilaxia do que outros benzodiazepínicos.
- Os benzodiazepínicos potencialmente aumentam o risco de glaucoma agudo de ângulo fechado, especialmente no início do tratamento.

CLONAZEPAM

Rivotril™
Comprimido: 0,5 mg, 1 mg, 2 mg
Solução oral (gotas): 2,5 mg/mL
Receita controlada A (azul)

INDICAÇÃO
Deve ser utilizado em monoterapia ou como adjuvante no tratamento da síndrome de Lennox-Gastaut, crises epilépticas atônicas e mioclônicas. Clonazepam pode ser utilizado em pacientes com crises de ausência que não responderam às succinimidas.

DOSE
≤ 10 anos ou ≤ 30 kg:
- *Dose inicial:* 0,01 a 0,03 mg/kg/dia dividido em duas ou três doses.
- *Como aumentar a dose:* 0,25-0,5 mg a cada três dias.
- *Manutenção:* 0,1 a 0,2 mg/kg/dia dividido em duas ou três doses.
- *Dose máxima:* 0,2 mg/kg/dia dividido em duas ou três doses.

\> 10 anos ou > 30 kg:
- *Dose inicial:* 0,01 a 0,05 mg/kg/dia dividido em duas ou três doses (máx. 1,5 mg/dia).
- *Como aumentar a dose:* 25% ou 0,5-1 mg a cada 3-7 dias.
- *Manutenção:* 0,05-0,2 mg/kg/dia dividido em duas ou três vezes ao dia.
- *Dose máxima:* 20 mg/dia.

Adulto:
- *Dose inicial:* 0,5-15 mg/dia uma a três vezes ao dia (máx. 1 mg/dia se associado a outros FACs).
- *Como aumentar a dose:* 0,5-1 mg a cada 3-7 dias.
- *Manutenção:* 2-8 mg/dia 1 ou 2 vezes ao dia.
- *Dose máxima:* 20 mg/dia.

Retirada:
- *Dose baixa a moderada:* 20-25% por semana.
- *Dose alta:* ~25% a cada 1-2 semanas (mais rápido no início, diminuir a velocidade da retirada quando atingir doses menores).

Nível sérico: 0,04-0,07 mcg/mL.
Monitorar: hemograma e função hepática.

MECANISMO(S) DE AÇÃO
Ativa receptor $GABA_A$ como modulador alostérico positivo.

EFEITOS COLATERAIS
- *Dose-dependente:* sialorreia, fadiga muscular e fraqueza, dependência física (uso a longo prazo), tolerância, ganho de peso, psicose, depressão, pesadelos, depressão respiratória.
- *Idiossincrático:* menos propensos a causar erupção cutânea. Possíveis crises tônico-clônicas generalizadas agravadas/novas. Se combinado com VPA pode causar crises de ausência.
- *Contraindicações:* Glaucoma agudo de ângulo fechado, doença hepática grave, sensibilidade a benzodiazepínicos.

INDUÇÃO ENZIMÁTICA
Sim (pode interagir com anticoncepcional hormonal, quimioterápicos, medicação antirretroviral contra HIV, imunossupressores etc.).

INTERAÇÃO MEDICAMENTOSA
- Antifúngicos ↑ CZP.
- CBZ, LTG, PB, e PHT ↓ CZP.

DICA PRÁTICA
- Em alguns estudos, até 30% dos pacientes mostraram perda da atividade anticonvulsivante, muitas vezes dentro de 3 meses após a administração. Em alguns casos, o ajuste pode restabelecer a eficácia.
- A medicação é um indutor enzimático fraco.
- Use com cautela se o paciente tiver paralisia cerebral ou hipotonia, pois pode aumentar a secreção pulmonar.
- Os benzodiazepínicos potencialmente aumentam o risco de glaucoma agudo de ângulo fechado, especialmente no início do tratamento.

DIAZEPAM EV

5 mg/mL
Receita controlada A (azul)

INDICAÇÃO
É indicado para abstinência alcoólica aguda, estado de mal epiléptico e crises convulsivas recorrentes graves.

DOSE
Crianças:
- *Bolus:* 0,15 a 0,2 mg/kg/dose.
- *Dose máxima:* 10 mg/dose.

Adulto:
- *Bolus:* 5-10 mg.
- *Dose máxima:* 10 mg/dose.

MECANISMO(S) DE AÇÃO
Ativa receptor $GABA_A$ como modulador alostérico positivo.

EFEITOS COLATERAIS
- *Dose-dependente:* depressão respiratória. Crise tônica pode ser raramente induzida com o uso de diazepam endovenoso no tratamento de crise de ausência.

INDUÇÃO ENZIMÁTICA
Sim (pode interagir com anticoncepcional hormonal, quimioterápicos, medicação antirretroviral contra HIV, imunossupressores etc.).

DICA PRÁTICA
- Diazepam EV geralmente é evitado no período neonatal devido à presença de benzoato de sódio como conservante. Os recém-nascidos não conseguem conjugá-lo bem, o que pode levar à toxicidade (*kernicterus*, acidose metabólica, convulsões, síndrome tóxica fatal em prematuros, hemorragia intraventricular).
- Diazepam é um indutor enzimático fraco.

DIAZEPAM INTRANASAL

Valtoco™
Doses: 5 mg, 7,5 mg, 10 mg
Receita controlada A (azul)

INDICAÇÃO
É um benzodiazepínico indicado para o tratamento agudo de crises epilépticas prolongadas ou repetidas, em pacientes com ≥ 6 anos de idade.

DOSE
6-11 anos:

Peso	Dose (mg)	Dose	Número de *sprays*
10 a < 19 kg	5 mg	Um frasco de 5 mg	1 *spray* em 1 narina
19 a < 38 kg	10 mg	Um frasco de 10 mg	1 *spray* em 1 narina
38 a < 56 kg	15 mg	Dois frascos de 7,5 mg	2 *sprays*: 1 *spray* em cada narina
56 a 74 kg	20 mg	Dois frascos de 10 mg *devices*	2 *sprays*: 1 *spray* em cada narina

≥ 12 anos:

Peso	Dose (mg)	Quantidade e tipo de dispositivo nasal	Número de *sprays*
14 a < 28 kg	5 mg	Um frasco de 5 mg	1 *spray* em 1 narina
28 a < 51 kg	10 mg	Um frasco de 10 mg	1 *spray* em 1 narina
51 a < 76 kg	15 mg	Dois frascos de 7,5 mg *devices*	2 *sprays*: 1 *spray* em cada narina
≥ 76 kg	20 mg	Dois frascos de 10 mg *devices*	2 *sprays*: 1 *spray* em cada narina

Pode repetir a dose em 4 horas, não exceder > 2 doses em 24 horas. Não exceder a frequência máxima de tratamento de um episódio a cada 5 dias ou cinco episódios/mês.

MECANISMO(S) DE AÇÃO
Ativa receptor $GABA_A$ como modulador alostérico positivo.

EFEITOS COLATERAIS
- *Dose-dependente:* dependência física (uso prolongado), tolerância, depressão respiratória, sedação, tontura, depressão, fadiga, comprometimento motor/cognitivo. Aumento da depressão do SNC por VPA, PB, narcóticos, fenotiazinas, outros antidepressivos.

INDUÇÃO ENZIMÁTICA
Sim (pode interagir com anticoncepcional hormonal, quimioterápicos, medicação antirretroviral contra HIV, imunossupressores etc.).

INTERAÇÃO MEDICAMENTOSA
- ↑ DZP por CYP2C19 inibidores (cimetidine) e CYP3A4 (-azoles).
- ↓ DZP por CYP2C19 (rifampin) e CYP3A4 (CBZ, PB, PHT, dexametasona).

DICA PRÁTICA
- Certifique-se de que os pacientes saibam que não devem testar o *spray* intranasal antes de usar (cada frasco contém apenas uma dose).
- Diazepam é um indutor enzimático fraco.
- Use com cautela se o paciente tiver paralisia cerebral ou hipotonia, pois pode aumentar a secreção pulmonar.
- Frequentemente usado como o método intranasal preferido devido à duração prolongada de ação.

DIAZEPAM ORAL

Valium™
Tablete: 5 mg, 10 mg
Receita controlada A (azul)

INDICAÇÃO
Pode ser usado como terapia adjuvante no tratamento da epilepsia, embora não se tenha mostrado útil como monoterapia.

DOSE
1 mg/kg/dia dividido em duas ou três doses.

MECANISMO(S) DE AÇÃO
Ativa receptor $GABA_A$ como modulador alostérico positivo.

EFEITOS COLATERAIS
- *Dose-dependente:* dependência física (uso prolongado), tolerância, depressão respiratória, sedação, tontura, depressão, fadiga e comprometimento motor/cognitivo. Aumento da depressão do SNC por VPA, FB, narcóticos, fenotiazinas, outros antidepressivos.

INDUÇÃO ENZIMÁTICA
Sim (pode interagir com anticoncepcional hormonal, quimioterápicos, medicação antirretroviral contra HIV, imunossupressores etc.).

INTERAÇÃO MEDICAMENTOSA
- ↑ DZP por CYP2C19 inibidores (cimetidina) e CYP3A4 (-azoles).
- ↓ DZP por CYP2C19 (rifampina) e CYP3A4 (CBZ, PB, PHT, dexametasona).

DICA PRÁTICA
- Embora não licenciado oficialmente, pode-se considerar o uso de diazepam oral para profilaxia de convulsão febril ou para ponte se outros FACs orais não puderem ser usados, incluindo a interrupção abrupta de um FAC devido a uma reação alérgica.
- Diazepam é um indutor enzimático fraco.
- Use com cautela se o paciente tiver paralisia cerebral ou hipotonia, pois pode aumentar a secreção pulmonar.

DIAZEPAM RETAL

Diastat™
Sistema de entrega retal: 2,5 mg, 5 mg, 10 mg, 15 mg, 20 mg
Receita controlada A (azul)

INDICAÇÃO
É um benzodiazepínico indicado para o tratamento agudo de crises epilépticas prolongadas ou repetidas, em pacientes com ≥ 2 anos de idade.

DOSE
Retal: arredondar para dose mais próxima disponível.
- *2-5 anos:* 0,5 mg/kg.
- *6-11 anos:* 0,3 mg/kg.
- *≥ 12 anos:* 0,2 mg/kg.
- *Máx.:* 20 mg/dose.

Pode ser repetido após 4-12 horas se necessário. Não usar > 1× por 5 dias ou > 5×/mês.

2-5 anos		6-11 anos		12 anos ou mais	
Peso (kg)	Dose (mg)	Peso (kg)	Dose (mg)	Peso (kg)	Dose (mg)
6-10	5	10-16	5	14-25	5
11-15	7,5	17-25	7,5	26-37	7,5
16-20	10	26-33	10	38-50	10
21-25	12,5	34-41	12,5	51-62	12,5
26-30	15	42-50	15	63-75	15
31-35	17,5	51-58	17,5	76-87	17,5
36-44	20	59-74	20	88-111	20

https://www.accessdata.fda.gov/drugsatfda_docs/label/2016/020648s014 Lbl.pdf

MECANISMO(S) DE AÇÃO
Ativação de receptor $GABA_A$ por modulação alostérica positiva.

EFEITOS COLATERAIS
- *Dose-dependente:* dependência física (uso prolongado), tolerância, depressão respiratória, sedação, tontura, depressão, fadiga e comprometimento motor/cognitivo. Aumento da depressão do SNC por VPA, FB, narcóticos, fenotiazinas, outros antidepressivos.

INDUÇÃO ENZIMÁTICA
Sim (pode interagir com anticoncepcional hormonal, quimioterápicos, medicação antirretroviral contra HIV, imunossupressores etc.).

INTERAÇÃO MEDICAMENTOSA
- ↑ DZP por CYP2C19 inibidores (cimetidina) e CYP3A4 (-azoles).
- ↓ DZP por CYP2C19 (rifampina) e CYP3A4 (CBZ, PB, PHT, dexametasona).

DICA PRÁTICA
- Diazepam é um indutor enzimático fraco.
- Use com cautela se o paciente tiver paralisia cerebral ou hipotonia, pois pode aumentar a secreção pulmonar.
- Apesar de não ser oficialmente licenciado o uso entre 1 e 2 anos de idade pode ser considerado.
- Considerar mudar para diazepam intranasal quando o paciente completar 6 anos de idade.
- Diazepam retal está disponível nas doses de 2,5 mg, 10 mg e 20 mg. Ao prescrever 5 mg ou 7,5 mg, prescreva o sistema de 10 mg e ajuste-o para a dose desejada.

DIVALPRATO DE SÓDIO

Depakote™
Tablete: 250 mg, 500 mg
Cápsula *sprinkle*: 125 mg
Receita controlada branca

INDICAÇÃO
Monoterapia e terapia adjunta no tratamento de múltiplos tipos de crises epilépticas, incluindo crise epiléptica focal e de ausência.

DOSE
Crianças:
- *Dose inicial:* 10-15 mg/kg/dia divididos em duas doses ou uma vez ao dia se apresentação XR.
- *Como aumentar a dose:* aumentar 5-10 mg/kg/dia a cada semana.
- *Manutenção:* 15-30 mg/kg/dia divididos em duas doses ou uma vez ao dia se apresentação XR.
- *Dose máxima:* 60 mg/kg/dia divididos em duas doses ou uma vez ao dia se apresentação XR.

Adulto:
- *Dose inicial:* 750 mg/dia divididos em duas doses ou uma vez ao dia se apresentação XR.
- *Como aumentar a dose:* aumentar 5-10 mg/kg/dia a cada semana.
- *Manutenção:* 750-1.500 mg/dia divididos em duas doses ou uma vez ao dia se apresentação XR.
- *Dose máxima:* 3 g/dia divididos em duas doses ou uma vez ao dia se apresentação XR.

MECANISMO(S) DE AÇÃO
Bloqueador de canais de Na^+ e Ca^{2+} tipo T, modula a inibição GABAérgica (aumenta a biossíntese e inibe a degradação de GABA); bloqueia histone deacetilase.

EFEITOS COLATERAIS
- *Dose-dependente:* edema periférico, tremor (especialmente com lamotrigina), ganho de peso, trombocitopenia, síndrome dos ovários policísticos, desconforto gastrintestinais, hiponatremia.
- *Idiossincrático:* pancreatite (1:40.000), encefalopatia, hepatoxicidade, hiperamonemia, lúpus eritematoso sistêmico, síndrome de Fanconi, alopecia.

INDUÇÃO ENZIMÁTICA
Não.

INTERAÇÃO MEDICAMENTOSA
- ↑ VPA com felbamate.
- ↓ VPA com CBZ, PHT, PHB, PRM.
- Com monitoração de níveis: ácido acetil salicílico, estrógeno (anticoncepcional hormonal).
- *Pode afetar outros FAC:* CZP, DZP, ESM, LTG, PHT, RUF.
- *Outras drogas:* antidepressivo tricíclico, propofol, warfarin, zidovudina.

DICA PRÁTICA
- Ácido valproico e divalproato de sódio são similares na prática clínica e podem ser convertidos na proporção de 1:1 (as apresentações disponíveis de divalproato de sódio descrevem a atividade de ácido valproico).
- Cuidado no uso em mulheres em idade fértil devido à teratogenicidade, especificamente aumento de 20 vezes nos defeitos do tubo neural.
- A encefalopatia do ácido valproico (sonolência, letargia, hiperamonemia) é uma complicação rara que pode ser fatal.
- Em caso de dor abdominal deve-se checar enzimas pancreáticas, pois a pancreatite necrosante aguda raramente pode ocorrer e pode ser fatal.
- Considere este medicamento em pacientes com comorbidade comportamental ou psiquiátrica.
- Evitar em pacientes menores de 2 anos ou com suspeita de doenças metabólicas e mitocondriais devido ao risco de insuficiência hepática fulminante.
- Em caso de cirurgia, ácido valproico pode causar coagulopatia (especialmente distúrbio da função plaquetária, mesmo com contagem normal de plaquetas) e sangramento potencialmente grave.
- Use com cautela em indivíduos com síndrome de Angelman, porque pode piorar o tremor e o equilíbrio, com um impacto significativo nas habilidades motoras e na marcha.
- Cuidado se o paciente precisar de cirurgia, porque o ácido valproico pode causar coagulopatia (especialmente distúrbio da função plaquetária, mesmo com contagem normal de plaquetas) e sangramento potencialmente grave.
- A trombocitopenia é dose-dependente e a redução da dose pode melhorá-la.

ESLICARBAZEPINA

Aptiom™, Zebinix™
Tablete: 200 mg, 400 mg, 600 mg, 800 mg.
Receita controlada branca

INDICAÇÃO
Monoterapia ou terapia adjuvante de crises epilépticas focais em pacientes ≥ 4 anos de idade.

DOSE
11-21 kg:
- *Dose inicial:* 200 mg uma vez ao dia.
- *Como aumentar a dose:* ≤ 200 mg/dia a cada semana.
- *Manutenção:* 400 to 600 mg uma vez ao dia.

22-31 kg:
- *Dose inicial:* 300 mg uma vez ao dia.
- *Como aumentar a dose:* ≤ 300 mg/dia a cada semana.
- *Manutenção:* 500-800 mg ao dia.

32-38 kg:
- *Dose inicial:* 300 mg uma vez ao dia.
- *Como aumentar a dose:* ≤ 300 mg/dia a cada semana.
- *Manutenção:* 600 to 900 mg uma vez ao dia.

> 38 kg:
- *Dose inicial:* 400 mg uma vez ao dia.
- *Como aumentar a dose:* ≤ 400 mg/dia a cada semana.
- *Manutenção:* 800 to 1.200 mg uma vez ao dia.

> 18 anos:
- *Dose inicial:* 400 mg uma vez ao dia (até 800 mg se benefício > risco).
- *Como aumentar a dose:* 400-600 mg/dia a cada semana.
- *Manutenção:* 800 to 1.600 mg uma vez ao dia.

Nível sérico terapêutico(mcg/mL): 10-35.
Se CrCl < 50 mL/min: reduzir dose em 50%.

MECANISMO(S) DE AÇÃO
Bloqueador de canal de Na^+ e Ca^{2+}; aumenta a condutância de K^+.

EFEITOS COLATERAIS
- *Dose-dependente:* sonolência, visão turva, hiponatremia (mais em adultos).
- *Idiossincrático:* síndrome de Stevens-Johnson, DRESS ou necrólise epidérmica tóxica são mais comuns em pacientes com HLA-B*1502 e HLA-A*3101 (ascendência asiática).
- *Contraindicações:* crise de ausência, crises mioclônicas e síndrome de Dravet.

INDUÇÃO ENZIMÁTICA
Sim (pode interagir com anticoncepcional hormonal, quimioterápicos, medicação antirretroviral contra HIV, imunossupressores etc.).

INTERAÇÃO MEDICAMENTOSA
- ↑ PHT, CBZ, efeito tóxico de levetiracetam e lamotrigina.
- ↓ DZP, midazolam, perampanel.
- ↓ ESL por FAC indutores de enzima hepática.

DICA PRÁTICA
- Pode ser trocado rapidamente para oxcarbazepina, utilizando a proporção de dose 1:1.
- Use com cautela em indivíduos com crises mioclônicas, crises de ausência, síndrome de Dravet e outras canalopatias com mutação no canal de sódio.
- Considerá-lo em pacientes que apresentam sedação excessiva em OXC ou CBZ.
- DRESS ou necrólise epidérmica tóxica são mais comuns em pacientes com HLA-B*1502 e HLA-A*3101 (ascendência asiática).

ETOSSUXIMIDA

Etoxin™
Solução oral: 50 mg/mL
Receita controlada branca

INDICAÇÃO
Etossuximida é indicada no tratamento de crises de ausência.

DOSE
3 a < 5 anos:
- *Dose inicial:* 10 mg/kg/dia dividido em duas ou três doses ao dia (ou 250 mg/dia dividido duas vezes ao dia).
- *Como aumentar a dose:* aumentar 125-250 mg a cada 4-7 dias.
- *Manutenção:* 20-40 mg/kg/dia divididos em duas ou três doses.
- *Dose máxima:* 60 mg/kg/dia ou 2 g/dia divididos em duas ou três doses.

≥ 6 anos e adolescentes:
- *Dose inicial:* 10 mg/kg/dia dividido em duas ou três doses (ou 5.000 mg/dia divididos duas vezes ao dia).
- *Como aumentar a dose:* 250 mg por 4-7 dias.
- *Manutenção:* 1.500 mg/dia divididos em duas ou três doses.
- *Dose máxima:* 60 mg/kg/dia ou 2 g/dia divididos em duas ou três doses.

Nível sérico: 40-100 mcg/mL.
Monitorar: hemograma, eletrólitos e função hepática.

MECANISMO(S) DE AÇÃO
Bloqueador de canal de Ca^{2+} tipo T voltagem-dependente.

EFEITOS COLATERAIS
- *Dose-dependente:* distúrbio gastrointestinal, náuseas e sonolência.
- *Idiossincrático:* agranulocitose, anemia aplástica, soluços, lúpus eritematoso sistêmico induzido por drogas, hepatotoxicidade.
- *Use com cautela:* doença renal ou hepática.

INDUÇÃO ENZIMÁTICA
Não.

DICA PRÁTICA
- A etossuximida é classicamente usada no tratamento da epilepsia ausência infantil, mas também é eficaz para crises de ausência atípicas em pacientes com encefalopatias epilépticas, como a síndrome de Lennox-Gastaut.
- Monitorar possíveis discrasias sanguíneas.

EVEROLIMUS

Afinitor™, Afinitor Disperz™, Zortress™
Tablete: 0,25 mg, 0.5 mg, 0,75 mg, 1 mg, 2,5 mg, 5 mg, 7,5 mg, 10 mg
Tablete solúvel oral: 2 mg, 3 mg, 5 mg

INDICAÇÃO
Terapia adjuvante para convulsões focais em pacientes ≥ 2 anos de idade com esclerose tuberosa.

- *Frequência:* duas ou três vezes ao dia.

SEGA (≥ 1 ano de idade):
- *Dose inicial:* 4,5 mg/m^2/dose ao dia.
- *Como aumentar a dose:* baseado no nível sérico.
- *Manutenção:* nova dose = dose atual X (concentração desejada dividida pela concentração atual).

Crise epiléptica focal (≥ 2 anos de idade):
- *Dose inicial:* 5 mg/m^2/dose ao dia.
- *Como aumentar a dose:* aumentar até 5 mg até 5-15 ng/mL.
- *Manutenção:* Nova dose = dose atual X (concentração alvo dividida por
- concentração atual).

Concentração sérica terapêutica: 5-15 ng/mL.

Idade: crianças:

	Indutor de CYP3A4/PgP	Não	Sim
Dose		< 6 anos: 6 mg/m^2/dia ≥ 6 anos: 5 mg/m^2/dia	9 mg/m^2/dia 8 mg/m^2/dia

MECANISMO(S) DE AÇÃO
Inibidor do complexo mTOR.

EFEITOS COLATERAIS
- *Dose-dependente/Idiossincrático:* estomatite, diarreia, nasofaringite, pirexia, infecção do trato respiratório superior, tosse, vômito, hipercolesterolemia,
- hipertrigliceridemia, faringite, neutropenia, menstruação irregular, pneumonia, hiperplasia gengival.
- *Teratógeno:* Sim.

INTERAÇÃO MEDICAMENTOSA
Evite suco de toranja.
Ajustar a dose com inibidores/indutores fortes da glicoproteína 3A4 e P.

INDUÇÃO ENZIMÁTICA
↑ CBZ, CLB, OXC by 10%.

DICA PRÁTICA
- Considere adiar as vacinas durante o tratamento agudo devido à imunossupressão.
- É melhor iniciar este medicamento em um ambiente multidisciplinar.

FELBAMATO

Felbatol™
Tablete: 400 mg, 600 mg
Solução oral: 600 mg/5 mL
Receita controlada branca

INDICAÇÃO
Terapia adjuvante para epilepsia fármaco resistente, crises epilépticas focais e síndrome de Lennox-Gastaut.

DOSE
Frequência: 3 ou 4 vezes ao dia.

2 a 14 anos:
- *Dose inicial:* 15 mg/kg/dia dividido em três doses.
- *Como aumentar a dose:* aumentar 15 mg/kg/dia semanalmente.
- *Manutenção:* 15-45 mg/kg/dia divididos em três ou quatro doses.
- *Dose máxima:* 45 mg/kg/dia ou 3.600 mg/dia divididos em três ou quatro doses.

≥ 14 anos:
- *Dose inicial:* 1.200 mg/dia divididos em três ou quatro doses.
- *Como aumentar a dose:* aumentar 600 mg/dia semanalmente ou a cada duas semanas.
- *Manutenção:* 800 a 1.200 mg divididos em três ou quatro doses.
- *Dose máxima:* 3.600 mg/dia divididos em três ou quatro doses.

Nível sérico terapêutico (mcg/mL): 60-100.

MECANISMO(S) DE AÇÃO
Bloqueador de canal de Na^+ e $Ca2+$, inibidor de receptor de glutamato NMDA-type, ativação de receptor $GABA_A$ similar aos barbitúricos.

EFEITOS COLATERAIS
- *Dose-dependente:* perda de peso, insônia, dor de cabeça.
- *Idiossincrático:* insuficiência hepática (1/26.000-34.000 exposições), pancreatite, anemia aplástica (1 em 5.000-10.000), agranulocitose, lúpus eritematoso sistêmico induzido por drogas.
- *Contraindicação:* história de discrasia sanguínea ou doença hepática.
- *Teratogênico:* evidência incompleta, mas relatos de casos incluem morte fetal, malformação genital, anencefalia, encefalocele e distúrbio placentário.

INDUÇÃO ENZIMÁTICA
Sim (pode interagir com anticoncepcional hormonal, quimioterápicos, medicação antirretroviral contra HIV, imunossupressores etc.).

INTERAÇÃO MEDICAMENTOSA
- ↑ CBZ, PB, PHT, VPA.
- ↓ Progestágenos em contraceptivo oral.
- FAC indutores hepáticos ↓ FBM.

DICA PRÁTICA
- Alto risco de anemia aplástica e insuficiência hepática. Recomenda-se o monitoramento frequente do hemograma, da contagem de reticulócitos e dos testes da função hepática (antes, durante e após o tratamento).
- O felbamato não deve ser considerado como terapia de primeira linha. É recomendado para uso apenas em pacientes com epilepsia fármaco resistente nos quais o risco substancial de anemia aplástica e/ou insuficiência hepática é considerado aceitável, considerando os benefícios conferidos por seu uso.
- Diminuir a dose em 20-33% se uso concomitante de carbamazepina, fenitoína, fenobarbital ou ácido valproico.

FENFLURAMINA

Fintepla™
Solução oral: 2,2 mg/mL
Receita controlada branca

INDICAÇÃO
A fenfluramina é indicada para o tratamento de crises epilépticas associadas à síndrome de Dravet em pacientes com ≥ 2 anos de idade.

DOSE
Sem Stiripentol:
- *Dose inicial:* 0,2 mg/kg/dia dividido em duas doses.
- *Como aumentar a dose:* após 7 dias aumentar para 0,4 mg/kg/dia dividido em duas doses por 7 dias, após 0,7 mg/kg/dia dividido em duas doses por mais 7 dias. Pode aumentar a cada 4 dias se necessário.
- *Dose máxima:* 26 mg/dia.

Com Stiripentol:
- *Dose inicial:* 0,2 mg/kg/dia dividido duas vezes ao dia.
- *Como aumentar a dose:* após 7 dias aumentar para 0,4 mg/kg/dia dividido duas vezes ao dia por 7 dias, após 0,6 mg/kg/dia dividido em duas doses.
- *Dose máxima:* 17 mg/dia.

Dosagem renal:
- *eGFR 15-29 mL/min/1,7 m^2:* máx. dose 20 mg/dia.
- *eGFR 15-29 mL/min/1,7 m^2:* máx. 17 mg/dia.
- *Monitor:* repetir ecocardiograma a cada 3 meses.

MECANISMO(S) DE AÇÃO
Desconhecido (acredita-se que possa aumentar a serotonina através da interação com proteínas transportadoras de serotonina e agonista dos receptores 5HT-2).

EFEITOS COLATERAIS
Valvopatia cardíaca e hipertensão arterial pulmonar, diminuição do apetite, sonolência, sedação, hipertensão arterial, glaucoma, febre, ataxia, hipersecreção salivar.

INDUÇÃO ENZIMÁTICA
Sim (pode interagir com anticoncepcional hormonal, quimioterápicos, medicação antirretroviral contra HIV, imunossupressores etc.).

INTERAÇÃO MEDICAMENTOSA
↑ FEN pela CBZ.

DICA PRÁTICA
- Monitorização cardíaca com ecocardiograma antes e durante o tratamento devido ao risco de doença valvular cardíaca e hipertensão pulmonar.
- Síndrome serotoninérgica pode ocorrer se usada com outras drogas serotoninérgicas.
- Embora não oficialmente licenciado, pode-se considerar o uso em indivíduos com síndrome de Lennox-Gastaut.

FENITOÍNA EV

Solução injetável: 50 mg/mL
Receita controlada branca

INDICAÇÃO
É indicada para o tratamento do estado de mal epiléptico, prevenção e tratamento de crises epilépticas que ocorrem durante a neurocirurgia. Fenitoína parenteral deve ser utilizado apenas quando a administração oral não é possível.

DOSE
- *Dose inicial:* 20 mg/kg IV (reduzir se o paciente já estiver usando fenitoína).
- *Manutenção:*
  - Crianças: 4-8 mg/kg/dia divididos em duas doses ou 3× ao dia.
  - Adulto: 200-400 mg/dia diariamente ou 2× ao dia.
- *Dose máxima:* Siga níveis de até 500 mg/dia.
- *Nível sérico terapêutico(mcg/mL):* 10-20 (10% com PHT livre).

MECANISMO(S) DE AÇÃO
Bloqueadora de canal de Na$^+$.

EFEITOS COLATERAIS
- *Dose-dependente:* ataxia, nistagmo, sonolência, alterações cardiovasculares (hipotensão, arritmias cardíacas).
- *Idiossincrático:* cardiotoxicidade e "síndrome da luva roxa" (descoloração preto-arroxeada + edema e dor distal ao local da injeção), necrose tecidual.

Nunca administrar EV em diluente que não seja soro fisiológico normal, ou > 50 mg/min (pode causar hipotensão ou bradiarritmia). Fosfenitoína pode ser administrada IV até 150 mg equivalentes de fenitoína/min.

INDUÇÃO ENZIMÁTICA
Sim (pode interagir com anticoncepcional hormonal, quimioterápicos, medicação antirretroviral contra HIV, imunossupressores etc.).

DICA PRÁTICA
- Deve ser diluída em soro fisiológico.
- Não deve ser administrada IM devido ao risco de necrose, formação de abscesso e absorção errática.
- A fosfenitoína e a phenitoína têm uma cinética não linear (ou de ordem zero) em concentrações terapêuticas: uma vez que a metabolização está saturada, seu nível sérico aumenta muito rapidamente.

- Doses mais elevadas, como 8-10 mg/kg/dia, podem precisar ser necessárias em lactentes.
- Teratogênica e associada à síndrome da hidantoína fetal, incluindo anormalidades do crânio e características faciais, deficiência de crescimento, unhas subdesenvolvidas e atraso no desenvolvimento.
- Em indivíduos com albumina baixa, o nível de fenitoína precisará ser ajustado e, se possível, recomendaria seguir o nível sérico de fenitoína livre.

FENITOÍNA VO

Hidantal™
Comprimido: 100 mg
Receita controlada branca

INDICAÇÃO
É aprovada para o tratamento de crises epilépticas focais e generalizadas.

DOSE

Crianças:
- *Dose inicial:* 4-5 mg/kg/dia divididos em duas ou três tomadas.
- *Manutenção:* 4-8 mg/kg/dia divididos em duas ou três tomadas.
- *Dose máxima:* 300 mg/dia divididos em duas ou três tomadas.

Adulto:
- *Dose inicial:* 200-300 mg/dia divididos em duas ou três tomadas.
- *Manutenção:* 200-400 mg/dia divididos em duas ou três tomadas.
- *Dose máxima:* 500 mg/dia desde que nível sérico monitorado.

Nível sérico terapêutico (mcg/mL): 10-20.

MECANISMO(S) DE AÇÃO
Bloqueador de canal de Na^+.

EFEITOS COLATERAIS
- *Dose-dependente:* anemia megaloblástica, discinesia, ataxia, nistagmo, hirsutismo, hiperplasia gengival, características faciais grosseiras, mioclonia epiléptica/não epiléptica, nistagmo, diplopia, neuropatia periférica, osteoporose, doença de Peyronie.
- *Idiossincrático:* hepatotoxicidade, anemia aplástica, agranulocitose, atrofia cerebelar, reação alérgica grave: DRESS, SJS/TEN.
- *Teratogênico:* Y (síndrome da hidantoína fetal: anormalidades das características cranianas e faciais, deficiência de crescimento, unhas subdesenvolvidas dos dedos das mãos e dos pés, +/- atrasos leves no desenvolvimento)

INTERAÇÃO MEDICAMENTOSA
- ↑ ESL, FBM, OXC, MSM, TPM, e outras drogas.
- ↓ CBZ, DZP, VGB, e outras drogas.
- VPA e Fenobarbital têm efeitos variáveis.

INDUÇÃO ENZIMÁTICA
Sim (pode interagir com anticoncepcional hormonal, quimioterápicos, medicação antirretroviral contra HIV, imunossupressores etc.).

DICA PRÁTICA
- Mal absorvida se tomada com antiácidos ou alimentação por sonda enteral. Não administrar fenitoína concomitantemente com alimentação enteral ou antiácidos.
- Doses mais elevadas, como 8-10 mg/kg/dia, podem precisar ser necessárias em lactentes.
- A fosfenitoína e a fenitoína têm uma cinética não linear (ou de ordem zero) em concentrações terapêuticas; portanto, uma vez que a metabolização está saturada, seu nível sérico aumenta muito rapidamente. Use dose de ataque ou aumento da dose de manutenção com cautela em indivíduos que já tomam fosfenitoína.
- Não deve ser administrada IM devido ao risco de necrose, formação de abscesso e absorção errática.
- Teratogênica e associada à síndrome da hidantoína fetal, incluindo anormalidades do crânio e características faciais, deficiência de crescimento, unhas subdesenvolvidas e atraso no desenvolvimento.
- Em indivíduos com albumina baixa, o nível de fenitoína precisará ser ajustado e, se possível, recomendaria seguir o nível sérico de fenitoína livre.
- Pode haver associação entre HLA-B*15:02 e HLA-B*15:13 e SJS/TEN.
- Apesar de ser aprovada para o tratamento de crises epilépticas generalizadas, não é eficaz no tratamento de epilepsia generalizada idiopática.

FENOBARBITAL EV

Fenocris™
100 mg/mL
Receita controlada branca

INDICAÇÃO
É aprovado para o tratamento de crises epilépticas focais e generalizadas.

DOSE
Crianças:
- *Dose de ataque:* 20 mg/kg IV over 20 minutes (*reduzido se já estiver tomando fenobarbital*).

Adulto:
- *Dose de ataque:* 20 mg/kg IV (*reduzido se já estiver tomando fenobarbital*).

Manutenção:
- *Criança:* 5-6 mg/kg/dia dividido em duas doses.
- *1-5 anos de idade:* 8 mg/kg/dia divididos em duas doses.
- *6-12 anos de idade:* 4-6 mg/kg/dia divididos em duas doses.
- *13+:* 1-4 mg/kg/dia divididos duas vezes ao dia.
- *Adulto (Máx.):* 240 mg ao dia.

MECANISMO(S) DE AÇÃO
Ativação por modulação alostérica positiva de receptor $GABA_A$.

EFEITOS COLATERAIS
- *Dose-dependente:* flebite, lesão por extravasamento, depressão respiratória, hipotensão, piores efeitos colaterais psiquiátricos e cognitivos de todos os FACs.
- *Idiossincráticos:* hepatoxicidade, agranulocitose, lúpus eritematoso sistêmico medicamentoso, anemia megaloblástica.

INDUÇÃO ENZIMÁTICA
Sim (pode interagir com anticoncepcional hormonal, quimioterápicos, medicação antirretroviral contra HIV, imunossupressores etc.).

DICA PRÁTICA
- Opção de primeira linha para convulsões neonatais.
- Há um risco alto de estado de mal epiléptico durante a retirada e por isso recomenda-se a redução gradual lenta após o uso crônico.
- Em pacientes que demonstraram metabolismo elevado do fenobarbital, considere administrar de duas a três vezes ao dia.

FENOBARBITAL VO

Gardenal™
Comprimido: 100 mg
Solução oral (gotas): 40 mg/mL; 1 gota = 1 mg (frasco feito para o tamanho da gota ser 1 mg)
Receita controlada branca

INDICAÇÃO
É aprovado para o tratamento de crises epilépticas focais e generalizadas.

DOSE
Dose inicial:
- *< 6 anos de idade:* 3-5 mg/kg/dia dividido em duas doses.
- *6-12 anos de idade:* 2-3 mg/kg/dia dividido em duas doses.
- *13+:* 60 mg/dia ou 1-4 mg/kg/dia dividido em duas doses.

Manutenção:
- *Criança:* 5-6 mg/kg/dia divididos em duas doses.
- *1-5 anos de idade:* 8 mg/kg/dia divididos em duas doses.
- *6-12 anos de idade:* 4-6 mg/kg/dia divididos em duas doses.
- *13+:* 1-4 mg/kg/dia divididos em duas doses.
- *Adulto (Máx.):* 240 mg diária.

Nível sérico terapêutico(mcg/mL): 15-45.
Monitor: CBC and CMP.

MECANISMO(S) DE AÇÃO
Ativação por modulação alostérica positiva de receptor $GABA_A$.

EFEITOS COLATERAIS
- *Dose-dependente:* piores efeitos colatereais psiquiátricos e cognitivos de todos os FAC. Disfunção reprodutiva/sexual. SJS/TEN, DRESS, angioedema, depressão respiratória, sedação, hipotensão, erupção cutânea, ataxia, tontura, confusão, tolerância, dependência.
- *Idiossincrático:* contratura de Dupuytren, hepatoxicidade, agranulocitose, lúpus eritematoso sistêmico medicamentoso, deficiência de ácido fólico, diminuição da libido/potência, anemia megaloblástica.

INTERAÇÃO MEDICAMENTOSA
- ↑ VPA.
- ↓ diuréticos, carvão ativado.

- Indutor do CYP3A4: aumenta metabolismo de FNT, LTG, contraceptivos orais, warfarina etc.
- Etanol ou sedativos pioram a depressão respiratória e a sedação.

INDUÇÃO ENZIMÁTICA
Sim (pode interagir com anticoncepcional hormonal, quimioterápicos, medicação antirretroviral contra HIV, imunossupressores etc.).

DICA PRÁTICA
- Opção de primeira linha para convulsões neonatais.
- Há um risco alto de estado de mal epiléptico durante a retirada e por isso recomenda-se a redução gradual lenta após o uso crônico.
- Em pacientes que demonstraram metabolismo elevado do fenobarbital, considere administrar de duas a três vezes ao dia.

FOSFENITOÍNA EV

Cerebyx™
Receita controlada branca

INDICAÇÃO
É indicada para o tratamento do estado de mal epiléptico, prevenção e tratamento de crises epilépticas que ocorrem durante a neurocirurgia. Fosfenitoína pode substituir fenitoína oral por curto períodos, e deve ser utilizada apenas quando fenitoína oral não poder ser administrada.

DOSE
- *Dose de ataque:* 15-20 mg equivalentes de fenitoína/kg.
- *Dose máxima:* 1.500 mg equivalentes de fenitoína/dose.

Manutenção:
- *Dose inicial:* 12 h após dose de ataque.
- *Crianças:* 4-6 mg/kg/dia divididos em duas ou três doses.
- *Adulto:* 300-400 mg/dia divididos em duas ou três doses.

Velocidade máxima de infusão: 2 mg PE/kg/min ou 150 mg equivalentes de/min.
Nível sérico terapêutico (mcg/mL): 10-20.

MECANISMO(S) DE AÇÃO
Bloqueador de canal de Na^+.

EFEITOS COLATERAIS
- *Dose-dependente:* hiperplasia gengival, hirsutismo, anemia megaloblástica, neuropatia periférica, osteoporose, SJS/TEN, DRESS, nistagmo, diplopia, ataxia sonolência, anormalidades de condução cardíaca.
- *Idiossincrático: purple glove syndrome* (menos comum que com fenitoína).

INDUÇÃO ENZIMÁTICA
Sim (pode interagir com anticoncepcional hormonal, quimioterápicos, medicação antirretroviral contra HIV, imunossupressores etc.).

INTERAÇÃO MEDICAMENTOSA
- ↑ ESL, FBM, OXC, MSM, TPM, e outras drogas.
- ↓ CBZ, DZP, VGB, e outras drogas.
- VPA e fenobarbital têm efeitos variáveis.
- Indução enzimática do citocromo P450 (pode ↓ CBZ, FBM, LTG, OXC, TPM e outras drogas).

DICA PRÁTICA

- A fosfenitoína é uma pró-droga da fenitoína (o que significa que é metabolizada em fenitoína); portanto, tem menos efeitos colaterais cardíacos do que a fenitoína.
- A dosagem de fosfenitoína é medida em equivalentes de fenitoína, pois é uma pró-droga que é rapidamente metabolizada em fenitoína no corpo.
- Deve ser diluída em soro fisiológico.
- Não deve ser administrado IM devido ao risco de necrose, formação de abscesso e absorção errática.
- A fosfenitoína e a fenitoína têm uma cinética não linear (ou de ordem zero) em concentrações terapêuticas: uma vez que a metabolização está saturada, seu nível sérico aumenta muito rapidamente.
- Doses mais elevadas, como 8-10 mg/kg/dia, podem precisar ser necessárias em lactentes.
- Teratogênica e associada à síndrome da hidantoína fetal, incluindo anormalidades do crânio e características faciais, deficiência de crescimento, unhas subdesenvolvidas e atraso no desenvolvimento.

GABAPENTINA

Neurontin™
Cápsula: 300 mg, 400 mg
Receita controlada branca

INDICAÇÃO
A gabapentina está indicada como terapia adjuvante no tratamento de crises epilépticas focais, com ou sem evolução para convulsão tônico-clônica bilateral, em pacientes com ≥ 3 anos de idade.

DOSE
3 a < 12 anos:
- *Dose inicial:* 10-15 mg/kg/dia divididos em três doses.
- Manutenção:
  - *3-4 anos:* 40 mg/kg/dia divididos em 3 doses.
  - *5 a < 12 anos:* 25-35 mg/kg/dia divididos em 3 doses.
  - *Dose máxima:* 50 mg/kg/dia divididos em três doses.

≥12 anos a adulto
- *Dose inicial:* 900 mg/dia divididos em três doses.
- *Manutenção:* 900 to 1.800 mg/dia divididos em três doses.
- *Dose máxima:* 3,6 g/dia divididos em 3 doses.

Nível sérico terapêutico (mcg/mL): 4-8,5.

MECANISMO(S) DE AÇÃO
Bloqueador de canal Ca^{2+} voltagem dependente por ligação de pré-sináptica à subunidade α2δ.

EFEITOS COLATERAIS
- *Dose-dependente:* ganho de peso, mioclonia não epiléptica, comprometimento respiratório.
- *Idiossincrático:* menos propenso a causar erupção cutânea, provavelmente seguro com porfiria.

INDUÇÃO ENZIMÁTICA
Não.

INTERAÇÃO MEDICAMENTOSA
↑ GBP pela morfina.
↓ GBP por hidrocodona.

DICA PRÁTICA
- Se necessário, o aumento da dose pode ser feito rapidamente, a cada 3-5 dias. Entretanto observe se o paciente apresenta efeitos colaterais, especialmente sedação.
- Boa opção em pacientes que também tem dor neuropática ou ansiedade.

GANALOXONA

Ztalmy™
Suspensão oral: 50 mg/mL

INDICAÇÃO
É aprovada para o tratamento de crises epilépticas associadas à deficiência de CDKL5 em pacientes ≥ 2 anos de idade.

DOSE
≤ 28 kg:
- *Dose inicial:* 6 mg/kg três vezes ao dia (18 mg/kg/dia).
- *Dose máxima:* 63 mg/kg/dia divididos três doses.

> 28 kg:
- *Dose inicial:* 150 mg três vezes ao dia (450 mg/dia).
- *Dose máxima:* 600 mg três vezes ao dia (1.800 mg/dia).

MECANISMO(S) DE AÇÃO
Modulador do receptor esteroide neuroativo $GABA_A$. O local de ligação é diferente do local de licação dos benzodiazepínicos.

EFEITOS COLATERAIS
- *Dose-dependente:* sonolência, sedação, comportamento suicida, febre, hipersecreção salivar.

INDUÇÃO ENZIMÁTICA
Não.

INTERAÇÃO MEDICAMENTOSA
FACs indutores das enzimas hepáticas vão diminuir o nível sérico de ganaloxone.

DICA PRÁTICA
- Uso *off-label* em pacientes com PCDH19 e síndrome de Lennox-Gastaut, especialmente se responsivos a esteroides.

IMUNOGLOBULINA IV (IVIG)

INDICAÇÃO
É aprovada para o tratamento da epilepsia, entretanto seu uso é feito *off-label* em situações especiais.

DOSE
- Para a maioria das indicações: 2 g/kg administrados durante 2-5 dias (*os intervalos não devem ser menores de 2 semanas*).

MECANISMO(S) DE AÇÃO
Anti-inflamatório/imunomodulador.

EFEITOS COLATERAIS
- *Dose-dependente:* dor de cabeça, fadiga, febre, calafrios, náuseas, vômitos.
- *Idiossincrático:* insuficiência renal aguda, anafilaxia, meningite asséptica, hemólise, distúrbios de trombocitopenia, lesão pulmonar aguda relacionada com transfusão.

INDUÇÃO ENZIMÁTICA
Não.

DICA PRÁTICA
- Embora não oficialmente licenciado, pode-se considerar o uso em indivíduos com distúrbios como NORSE, FIRES, ou outras crises epilépticas imunomediadas.
- Considere pré-medicação com tylenol e benadryl para diminuir a probabilidade de reações adversas durante a perfusão ou meningite asséptica.

KETAMINA

Ketalar ™

INDICAÇÃO
É um anestésico geral que não é aprovado pela FDA para o tratamento de crises epilépticas, mas pode ser usado *off-label* no tratamento de estado de mal epiléptico.

DOSE
- *Dose de ataque:* 2-7,5 mg/kg/hora.
- *Manutenção:* 0,3-5 mg/kg/hora.

MECANISMO(S) DE AÇÃO
Antagonista não competitivo do receptor de NMDA.

EFEITOS COLATERAIS
- *Dose-dependente:* hipertensão, depressão/apneia respiratória, alucinações, delírio (pode ser reduzido com benzodiazepínicos), sensação de estar flutuando, sonhos, visão turva, nistagmo, aumento das secreções salivares, taquiarritmia.
- *Idiossincrático:* atrofia cerebelar, hipertensão, taquiarritmia.

INTERAÇÃO MEDICAMENTOSA
- Teofilina ou aminofilina com ketamina pode diminuir o limiar convulsivo.
- Simpaticomiméticos e vasopressina podem aumentar os efeitos simpaticomiméticos.
- Os benzodiazepínicos podem aumentar os efeitos depressores do SNC.

DICA PRÁTICA
- Recomende pelo menos 24 horas de supressão da atividade elétrica antes da diminuição da dose.
- Embora não oficialmente licenciado, pode-se considerar o uso em indivíduos com **estado de mal epiléptico**.
- Considere o uso em pacientes com doença cardiovascular comórbida ou instabilidade, pois é menos provável que cause hipotensão.
- Monitorar as vias aéreas devido ao risco de laringoespasmo.

LACOSAMIDA EV

Vimpat™
200 mg/20 mL
Receita controlada branca

INDICAÇÃO
É indicada como monoterapia e terapia adjuvante em pacientes com crises epilépticas generalizadas e focais (crianças ≥ 1 mês de idade).

DOSE
- *Conversão VO para EV:* 1:1.
- *Dose de ataque:* 5-10 mg/kg/dose; administrar durante 15-30 minutos (máx. 400 mg/dose).
- *Manutenção:* 1-5 mg/kg/dia divididos em duas doses (máx. 600 mg/dia divididos duas vezes ao dia).

MECANISMO(S) DE AÇÃO
Bloqueador de canal de Na^+; estabiliza a inativação lenta de canal de Na^+.

EFEITOS COLATERAIS
- *Dose-dependente:* prolongamento do intervalo PR e outras arritmias, reações locais no local da injeção, hipotensão.
- *Idiossincrático:* menos propenso a causar erupção cutânea.

INDUÇÃO ENZIMÁTICA
Não.

DICA PRÁTICA
- Estudos clínicos em doentes e em voluntários saudáveis mostraram prolongamento dose-dependentes do intervalo PR. Use com cautela se o paciente tiver distúrbio de condução cardíaca ou se estiver usando outros medicamentos que possam prolongar o intervalo PR. Considerar ECG basal nesses pacientes antes ou logo após o início.
- Aconselhar os pacientes sobre tonturas, sonolência e ataxia, particularmente se a titulação for rapidamente elevada.

LACOSAMIDA VO

Vimpat™
Tablete: 50 mg, 100 mg, 150 mg, 200 mg
Solução oral: 10 mg/mL
Receita controlada branca

INDICAÇÃO
É indicada como monoterapia e terapia adjuvante em pacientes com crises epilépticas generalizadas e focais (crianças ≥ 1 mês de idade).

DOSE
Dose inicial:
- *< 50 kg:* 2 mg/kg/dia dividido duas vezes ao dia.
- *≥ 50 kg:* 100 mg/dia dividido em duas doses.

Adulto (≥ 17anos):
- *Como aumentar a dose:* aumentar 2 mg/kg/dia dividido em duas vezes ao dia, com intervalos semanais. Se acime ≥ 50 kg aumentar 100 mg/dia dividido semanalmente.

Manutenção:
- *< 6 kg:* 7,5 to 15 mg/kg/dia divididos duas vezes ao dia.
- *6 a < 30 kg:* 6-12 mg/kg/dia divididos em duas doses.
- *30 a < 50 kg:* 4-8 mg/kg/dia dividido em duas doses.
- *≥ 50 kg:* 300-400 mg/dia dividido em duas doses (até 600 mg/dia divididos em duas doses).

Nível sérico terapêutico: 4-14 mcg/mL.

Insuficiência renal:
- *CrCl > 30:* Não é necessário ajustar a dose.
- *CrCl < 30 e hemodiálise:* dose deve ser reduzida.

MECANISMO(S) DE AÇÃO
Bloqueador de canal de Na^+; estabiliza a inativação lenta de canal de Na^+.

EFEITOS COLATERAIS
- *Dose-dependente:* prolongamento do intervalo PR e outras arritmias, hipotensão.
- *Idiossincrático:* possível exacerbação de crises de ausência, bem como convulsões na síndrome de Lennox-Gastaut, menos propensos a causar erupção cutânea.

INDUÇÃO ENZIMÁTICA
Não.

DICA PRÁTICA
- Estudos clínicos em doentes e em voluntários saudáveis mostraram prolongamento dose-dependentes do intervalo PR. Use com cautela se o paciente tiver distúrbio de condução cardíaca ou se estiver usando outros medicamentos que possam prolongar o intervalo PR. Considerar ECG basal nesses pacientes antes ou logo após o início.
- Aconselhar os pacientes sobre tonturas, sonolência e ataxia, particularmente se a titulação for rapidamente elevada.

LAMOTRIGINA

Lamictal™
Tablete: 25 mg, 50 mg, 100 mg
Receita controlada branca

INDICAÇÃO

Terapia adjuvante para crises epilépticas focais e generalizadas (incluindo síndrome de Lennox-Gastaut) em pacientes com ≥ de 2 anos de idade. Monoterapia para convulsões focais ou generalizadas em pacientes ≥ 16 anos de idade.

DOSE

	Semanas	Com ácido valproico	Sem VPA/EIASM	Com EIASM
≥ 24 meses até 12 anos	Semana 1 e 2	0,15 mg/kg/dia	0,3 mg/kg/dia	0,6 mg/kg/dia
	Semana 2 e 3	0,3 mg/kg/dia	0,6 mg/kg/dia	1,2 mg/kg/dia
	5+ Semana	Aumentar a cada 1-2 semanas não mais do que 0,3 mg/kg/dia	Aumentar a cada 1-2 semanas não mais do que 0,6 mg/kg/dia	Aumentar a cada 1-2 semanas por não mais do que 1,2 mg/kg/dia
	Manutenção	5 mg/kg/dia dividido em duas doses (máx.: 200 mg/dia)	4,5-7,5 mg/kg/dia dividido em duas doses (máx.: 300 mg)	5-10 mg/kg/dia dividido em duas doses (máx.: 400 mg)

	Semanas	Com ácido valproico	Sem VPA/EIASM	Com EIASM
Adolescente	Semana 1 e 2	25 mg a cada 2 dias	25 mg por dia	50 mg por dia
	Semana 2 e 3	25 mg por dia	50 mg por dia	100 mg divididos
	5+ Semana	Aumentar a cada 1-2 semanas não mais do que 25 mg/dia	Aumentar a cada 1-2 semanas não mais do que 50 mg/dia	Aumentar a cada 1-2 semanas não mais 100 mg/dia
	Manutenção	100-400 mg/dia dividido duas vezes ao dia	225-375 mg/dia divididos duas vezes ao dia	300-500 mg/dia divididos duas vezes ao dia

LAMOTRIGINA

	Semanas	Com Valproic Acid	Sem VPA/EIASM	Com EIASM
Estended Release (≥ 13 anos e adultos, terapia adjuvante)	Semana 1 e 2	25 mg em dias alternados	25 mg ao dia	50 mg ao dia
	Semana 2 e 3	25 mg ao dia	50 mg ao dia	100 mg ao dia
	Semana 5	50 mg ao dia	100 mg ao dia	200 mg ao dia
	Semana 6	100 mg ao dia	150 mg ao dia	300 mg ao dia
	Semana 7	150 mg ao dia	200 mg ao dia	400 mg ao dia
	Semana 8	Aumentar semanalmente não mais do que 100 mg/dia	Aumentar semanalmente não mais do que 100 mg/dia	Aumentar semanalmente não mais do que 100 mg/dia
	Manutenção	200-250 mg/dia divididos duas vezes ao dia	300-400 mg/dia divididos duas vezes ao dia	400-600 mg/dia divididos duas vezes ao dia

EIASM: *enzyme inducing antiseizure medication*.
Para pacientes em uso de vários FACs, há gráficos mais detalhados com instruções adicionais. Cuidado ao usar com múltiplos FACs devido às múltiplas interações medicamentosas.

MECANISMO(S) DE AÇÃO
Bloqueador de canal Na^+ e Ca^{2+}, ativação da hiperpolarização pós-sináptica de canais nucleotídeos cíclicos fechados (HCN).

EFEITOS COLATERAIS
- *Dose-dependente:* insônia, peso neutro, precipitar/piorar espasmo epiléptico, náuseas/vômitos, erupção cutânea, arritmias cardíacas (se fatores de risco cardiovascular subjacentes), tontura, tremor, diplopia, meningite asséptica, suicídio.
- *Idiossincrático:* erupção cutânea (SJS/TEN).

INDUÇÃO ENZIMÁTICA
Apenas em doses de 300 mg/dia ou mais.

INTERAÇÃO MEDICAMENTOSA
- CBZ, PB, PHT, PRM, rifampicina e contraceptivos hormonais diminuem do nível sérico de lamotrigina.
- O nível sérico de lamotrigine diminui na gravidez, monitorar níveis séricas.
- A dose de LTG é aumentada em 200% com o uso de VPA.

DICA PRÁTICA

- O aumento da dose deve ser feito em intervalos não inferiores a 2 semanas.
- O aumento lento da dose diminui o risco de reações alérgicas graves e SJS/TEN.
- Não é teratogênica; portanto, deve ser considerada como opção em mulheres de idade reprodutiva. Entretanto, cuidado, pois gravidez e os contraceptivos hormonais diminuem os níveis séricos de lamotrigina.
- Em altas doses (> 300 mg/dia) pode diminuir a eficácia dos contraceptivos hormonais.
- Pode haver associação com HLA-B*15:02 e SJS/TEN.

LEVETIRACETAM EV

Keppra™
Solução IV: 100 mg/1 mL
Receita controlada branca

INDICAÇÃO
É aprovado para tratamento de pacientes com ≥ de 1 mês de idade com crises epilépticas focais e como terapêutica adjuvante para crises epilépticas mioclônicas (em pacientes com EMJ) e convulsões tónico-clônicas generalizadas.

DOSE
- *Status epilepticus*: 60 mg/kg dose de ataque, máx. 4.500 mg/dose.
- *Manutenção:* 40 mg/kg/dia dividido duas vezes ao dia, máx. 3000 mg/dia divididos duas vezes ao dia.

Nível sérico terapêutico (mcg/mL): 20-50 mcg/mL.
Frequência: duas vezes ao dia ou uma vez do dia se XR.

MECANISMO(S) DE AÇÃO
Ligação ao SV2A (*synaptic vesicle protein* 2A), inibindo a liberação de glutamato. Também inibe corrente de cálcio N-type.

EFEITOS COLATERAIS
- *Dose-dependente:* irritabilidade, depressão, ansiedade, psicose, leucopenia, anemia, tontura, astenia, ataxia, aumento da PA diastólica (< 4 anos), SJS e TEN, rabdomiólise, hiponatremia.
- *Idiossincrático:* menos propenso a causar erupção cutânea, deve ser seguro na porfiria.

INDUÇÃO ENZIMÁTICA
Não.

DICA PRÁTICA
- Pode ser substituído por brivaracetam rapidamente utilizando 1:10-15 proporção (brivaracetam:levetiracetam), desde que não exceda a dose máxima recomendada.
- Pode ser usado *off-label* como monoterapia em pacientes com síndromes epilépticas focais ou generalizadas.
- Problemas comportamentais podem melhorar com doses mais baixas.
- Piridoxina via oral pode melhorar os efeitos colaterais comportamentais.

LEVETIRACETAM VO

Keppra™, Keppra XR™
Tablete: 250 mg, 500 mg, 750 mg, 1.000 mg
Tablete XR: 500 mg, 750 mg
Solução oral: 100 mg/1 mL
Receita controlada branca

INDICAÇÃO
É aprovado para tratamento de pacientes com ≥ de 1 mês de idade com crises epilépticas focais e como terapêutica adjuvante para crises epilépticas mioclônicas (em pacientes com EMJ) e convulsões tónico-clônicas generalizadas.

DOSE
Dose inicial:
- *< 16 anos:* 20 mg/kg/dia divididos em duas doses (uma vez ao dia se XR).
- *≥ 16 anos:* 1.000 mg divididos em duas doses (uma vez ao dia se XR).

Manutenção:
- Aumentar semanalmente conforme necessário até 80 mg/kg/dia ou 4 g/dia.

Nível sérico terapêutico (mcg/mL): 20-50 mcg/Ml.
Frequência: duas vezes ao dia ou uma vez do dia se XR.

MECANISMO(S) DE AÇÃO
Ligação ao SV2A (synaptic vesicle protein 2A), inibindo a liberação de glutamato. Também inibe corrente de cálcio N-type.

EFEITOS COLATERAIS
- *Dose-dependente:* irritabilidade, depressão, ansiedade, psicose, leucopenia, anemia, tontura, astenia, ataxia, aumento da PA diastólica (< 4 anos), SJS e TEN, rabdomiólise, hiponatremia.
- *Idiossincrático:* menos propenso a causar erupção cutânea, deve ser seguro na porfiria.

INDUÇÃO ENZIMÁTICA
Não.

DICA PRÁTICA
- Pode ser substituído por brivaracetam rapidamente utilizando 1:10-15 proporção (brivaracetam:levetiracetam), desde que não exceda a dose máxima recomendada.

- Pode ser usado *off-label* como monoterapia em pacientes com síndromes epilépticas focais ou generalizadas.
- Problemas comportamentais podem melhorar com doses mais baixas.
- Piridoxina via oral pode melhorar os efeitos colaterais comportamentais.

LORAZEPAM EV

Ativan
2 mg/mL, 4 mg/mL

INDICAÇÃO
Lorazepam endovenoso é indicado no tratamento de *status epilepticus*.

DOSE
Crianças:
- *Dose inicial:* 0,05-0,2 mg/kg/dose máx. 2 mg/minuto ou 0,05 mg/kg durante 2-5 minutos.
- *Dose máxima:* 4 mg/dose.

Adulto:
- *Dose inicial:* 0,05 mg/kg/dose por 2-5 minutos.
- *Dose máxima:* 4 mg/dose.

MECANISMO(S) DE AÇÃO
Ativação de receptor GABA^A por modulação alostérica positiva.

EFEITOS COLATERAIS
- *Dose-dependente:* dependência física (uso prolongado), tolerância, depressão respiratória.

DICA PRÁTICA
- Comumente usado por via intravenosa no estado de mal epiléptico.
- Em pacientes sem acesso EV, o midazolam IM tem melhor absorção do que o lorazepam e é o benzodiazepínico IM preferido no tratamento agudo de crises epilépticas e estado de mal epiléptico.

LORAZEPAM SL E BUCAL

Ativan ™
Tablete: 0,5 mg, 1 mg, 2 mg
Receita controlada A (azul)

INDICAÇÃO
Atualmente não é aprovado para o tratamento de epilepsia. A apresentação oral (SL ou bucal) é usada *off-label* no tratamento do crises epilépticas prolongadas ou recorrentes.

DOSE
Crianças:
- *Dose inicial:* 0,05-0,1 mg/kg bucal se crises epilépticas prolongada (> 5 minutos) ou recorrentes.
- *Dose máxima:* 4 mg.

Adulto:
- *Dose inicial:* 0,5-2 mg bucal se crises epilépticas prolongada (> 5 minutos) ou recorrentes.
- *Dose máxima:* 4 mg.

MECANISMO(S) DE AÇÃO
Ativação de receptor $GABA^A$ por modulação alostérica positiva.

EFEITOS COLATERAIS
- *Dose-dependente:* dependência física (uso prolongado), tolerância, depressão respiratória.

DICA PRÁTICA
- Os benzodiazepínicos potencialmente aumentam o risco de glaucoma agudo de ângulo fechado, especialmente no início do tratamento.

METOSSUXIMIDA

Celontin™
Cápsulas: 150 mg, 300 mg

INDICAÇÃO
É indicada no tratamento de crise de ausência refratária a outros FAC.

DOSE
- *Dose inicial:* 300 mg divididos em duas doses.
- *Manutenção:* 600 mg divididos em duas doses (aumentar 300 mg/semana).
- *Dose máxima:* 1.200 mg divididos duas vezes ao dia.
- *Nível sérico terapêutico (mcg/mL):* 10-40.

MECANISMO(S) DE AÇÃO
Bloqueador de canal de Ca^{2+} tipo T.

EFEITOS COLATERAIS
SJS, erupção cutânea, DRESS, pancitopenia, lúpus induzido por drogas. Náuseas, vômitos, dor abdominal, anorexia, perda de peso, diarreia, sedação, tontura, ataxia, leucocitose, alterações de comportamento, distúrbio do sono, hiperatividade, irritabilidade, psicose, alucinações, depressão, hipertrofia gengival, edema periorbital.

INTERAÇÃO MEDICAMENTOSA
Pode ↑ fenitoína e fenobarbital.

DICA PRÁTICA
- Raramente é usada hoje em dia, porque foi substituído por etossuximida.
- A metossuximida é usada no tratamento da epilepsia de ausência da infância, mas também é eficaz para crises de ausência atípicas em pacientes com encefalopatias epilépticas, como a síndrome de Lennox-Gastaut.
- Use com cautela se doença renal ou hepática.
- Monitorar possíveis discrasias sanguíneas.

MIDAZOLAM BUCAL

Buccolam™
Solução bucal: 2,5 mg, 5 mg, 7,5 mg e 10 mg.

INDICAÇÃO
É um benzodiazepínico indicado para o tratamento agudo de crises epilépticas prolongadas ou recorrentes. É aprovado para pacientes de 3 meses a 18 anos (na Europa). Não há licenciamento oficial nos Estados Unidos.

DOSE

Idade	Dose
3 meses até < 1 ano	2,5 mg
1 ano até < 5 anos	5 mg
5 anos até < 10 anos	7,5 mg
10 anos até < 18 anos	10 mg

MECANISMO(S) DE AÇÃO
Ativação de receptor $GABA_A$ por modulação alostérica positiva.

EFEITOS COLATERAIS
- *Dose-dependente:* sonolência, sedação, náusea, vômito.

CONTRAINDICAÇÕNS
Glaucoma de ângulo fechado.

DICA PRÁTICA
- Aplique a medicação no espaço entre a gengiva e a bochecha (para volumes maiores de midazolam ou pacientes menores, recomenda-se aplicar lentamente metade da dose em um lado da boca e a outra metade no outro lado).

MIDAZOLAM IM, EV

Dormonid™
5 mg/mL
Receita controlada A (azul)

INDICAÇÃO
É aprovado para sedação para procedimentos diagnósticos e terapêuticos e sedação pré-operatória. É usado *off-label* no tratamento de crises epilépticas e estado de mal epiléptico.

DOSE
EV:
- *Dose de ataque:* 0,2 mg/kg
- Infusão contínua 0,05 to 2 mg/kg/hora ajustado até controle das crises ou surto-suppressão.
- *Crises adicionais*: bolus de 0,1 a 0,2 mg/kg e aumento de 0,05 to 0,1 mg/kg/hora a cada 3-4 horas.
- *Retirada:* diminuir a dose 50% a cada 3 horas ou diminuir gradativamente entre 4-6 horas.

MECANISMO(S) DE AÇÃO:
Ativação de receptor $GABA_A$ por modulação alostérica positiva.

EFEITOS COLATERAIS
- *Dose-dependente:* depressão respiratória, hipotensão, aumento de secreção.

DICA PRÁTICA
- Os benzodiazepínicos potencialmente aumentam o risco de glaucoma agudo de ângulo fechado, especialmente no início do tratamento.
- Geralmente há recuperação mais rápida após contínua em comparação com outros medicamentos usados para o *estado de mal epiléptico*.

MIDAZOLAM NASAL

Nayzilam™
Spray intranasal: 5 mg (0,1 mL)

INDICAÇÃO
É indicado para o tratamento agudo de crises epilépticas prolongadas ou recorrentes em pacientes com epilepsia ≥ 12 anos de idade.

DOSE
- *Dose inicial:* administrar um *spray* (dose de 5 mg) em uma narina.
- *Segunda dose:* um *spray* adicional (dose de 5 mg) na narina oposta pode ser administrado após 10 minutos se o paciente não tiver respondido à dose inicial.
- *Dosagem máxima e frequência de tratamento:* 2 doses.

Ele deve ser usado para não mais do que uma vez a cada três dias, e não mais do que cinco episódios por mês.

MECANISMO(S) DE AÇÃO
Ativação de receptor $GABA_A$ por modulação alostérica positiva.

EFEITOS COLATERAIS
- *Dose-dependente:* sonolência, dor de cabeça, coriza, desconforto nasal, irritação na garganta.

CONTRAINDICAÇÃOS
Glaucoma de ângulo fechado.

DICA PRÁTICA
- Os benzodiazepínicos potencialmente aumentam o risco de glaucoma agudo de ângulo fechado, especialmente no início do tratamento.
- Em indivíduos com mais de 12 anos de idade (mas significativamente abaixo do peso para a idade), use com cautela ou considere o uso de medicação de resgate alternativo.

OXCARBAZEPINA

Trileptal™
Tablete: 300, 600
Tablete XR: 300, 600
Solução oral: 300 mg/5 mL
Receita controlada branca

INDICAÇÃO
Monoterapia ou adjuvante no tratamento de crises epilépticas focais em pacientes ≥ 2 anos de idade.

DOSE
Dose inicial:
- *2-16 anos:* 8-10 mg/kg/dia divididos em duas doses (máx.: 600 mg/dia divididos duas vezes ao dia).
- *≥ 17 anos:* 600 mg divididos em duas doses (semana 1).
- *Como aumentar a dose:* aumentar no máximo 5 mg/kg/dia divididos em duas doses ou 600 mg/dia divididos em duas doses a cada 3-7 dias. Incrementos mais lentos podem ser necessários.

Manutenção:
- *< 20 kg:* 16-60 mg/kg/dia divididos duas vezes ao dia.
- *20-29 kg:* 900 mg/dia divididos duas vezes ao dia.
- *30-39 kg:* 1.200 mg/dia divididos duas vezes ao dia.
- *≥ 40 kg:* 1.800 mg/dia divididos duas vezes ao dia.
- *≥ 17 anos:* 1.200-2.400 mg/dia divididos duas vezes ao dia.

Dose máxima:
- *Crianças:* 60 mg/kg/dia divididos duas vezes ao dia.
- *Adulto:* 2.400 mg/dia divididos duas vezes ao dia.

Nível sérico terapêutico (mcg/mL): 10-35.

MECANISMO(S) DE AÇÃO
Bloqueador de canal de Na^+ e Ca^{2+}, aumenta condutância de K^+.

EFEITOS COLATERAIS
- *Dose-dependente:* sonolência, ataxia, hiponatremia, leucopenia, diminuição do hormônio tireoidiano, vômitos ou diarreia.
- *Idiossincrático:* hepatoxicidade, lúpus eritematoso sistêmico induzido por drogas. SJS, DRESS ou TEN são mais comuns em pacientes com HLA-B*1502 e HLA-A*3101 (ascendência asiática).

INTERAÇÃO MEDICAMENTOSA
- CBZ, PB, PHT e rifampicina ↓OXC até 29-40%.
- CYP450.
- CYP3A4: 1.200 mg/dia diminui a eficácia de anticoncepcional hormonal.

INDUÇÃO ENZIMÁTICA
Sim (pode interagir com anticoncepcional hormonal, quimioterápicos, medicação antirretroviral contra HIV, imunossupressores etc.).

DICA PRÁTICA
- A OXC pode ser trocada durante rapidamente para eslicarbazepina utilizando uma relação de dose de 1:1.
- O risco de hiponatremia aumenta com a idade.
- DRESS ou necrólise epidérmica tóxica são mais comuns em pacientes com HLA-B*1502 e HLA-A*3101 (ascendência asiática). Recomenda-se testar esse HLA em pacientes ou considerar medicação alternativa naqueles de ascendência asiática.

PENTOBARBITAL

Nembutal ™
IV (50 mg/mL)

INDICAÇÃO
Anticonvulsivante, em doses anestésicas, no tratamento de estado de mal epiléptico.

DOSE
Crianças:
- *Dose de ataque:* 5 mg/kg, podem ser dados mais 5-10 mg/kg se necessário.
- *Como aumentar a dose:* administrar 5 mg/kg em *bolus* e aumentar a infusão de 0,5 a 1 mg/kg/h a cada 12 horas.
- *Infusão contínua:* 0,5-3 mg/kg/hora.

Adulto:
- *Dose de ataque:* 5-15 mg/kg, podem ser dados mais 5-10 mg/kg se necessário.
- *Como aumentar a dose:* administrar 5 mg/kg em *bolus* e aumentar a infusão de 0,5 a 1 mg/kg/h a cada 12 horas.
- *Infusão contínua:* 0,5-5 mg/kg/hora.

Nível sérico terapêutico (mcg/mL): 30-40 mcg/mL.
Retirada: diminuir 0,5 mg/kg a cada 12 horas.

MECANISMO(S) DE AÇÃO
Ativa receptor $GABA_A$, inibe receptor NMDA, bloqueador de canal de Na^+.

EFEITOS COLATERAIS
- *Dose-dependente:* apneia, laringoespasmo, depressão respiratória, hipotensão.

INDUÇÃO ENZIMÁTICA
Sim (pode interagir com anticoncepcional hormonal, quimioterápicos, medicação antirretroviral contra HIV, imunossupressores etc.).

DICA PRÁTICA
- Altamente eficaz na indução de um coma medicamentoso; entretanto, a recuperação é prolongada devido ao grande volume de distribuição para o tecido adiposo e meia-vida longa.

PERAMPANEL

Fycompa™
Tablete: 2 mg, 4 mg, 6 mg, 8 mg, 10 mg, 12 mg
Solução oral: 0,5 mg/mL
Receita controlada branca

INDICAÇÃO
É aprovado para pacientes ≥ 4 anos de idade como monoterapia e terapia adjuvante no tratamento de crises epilépticas focais e crises tônico-clônicas generalizadas.

DOSE
- *Dose inicial:* 2 mg a noite (4 mg se em uso de EIASMs).
- *Como aumentar a dose:* 2 mg ao dia a cada 2-4 semanas. Se em uso de EIASM aumentar a cada 1-2 semanas.
- *Manutenção:* mínimo 4 mg, máximo 8-12 mg.

MECANISMO(S) DE AÇÃO:
Antagonista seletivo não competitivo de receptor AMPA.

EFEITOS COLATERAIS
- *Dose-dependente:* alterações comportamentais (irritabilidade/agressividade), ganho de peso, fadiga, náuseas, sonolência, tontura, irritabilidade, distúrbio da marcha, quedas (com dose elevada).
- *Idiossincrático:* ganho de peso.

INDUÇÃO ENZIMÁTICA
Não.

DICA PRÁTICA
- Pode ser usado uma vez por dia, o que ajuda a adesão do paciente ao tratamento.
- Os efeitos colaterais comportamentais podem ser bastante proeminentes e limitantes.
- Pode demorar 2 semanas para se observar eficácia.

PREDNISOLONA

Predisim™
Tablete: 5 mg, 10 mg, 20 mg
Xarope: 15 mg/5 mL
Solução oral: 3 mg/mL
Receita comum

INDICAÇÃO
É um corticosteroide usado *off-label* no tratamento da epilepsia, especialmente espasmo epiléptico.

DOSE
Espasmos epilépticos:
- *Dose Inicial:* 6-8 mg/kg/dia (3 vezes ao dia) por 2 semanas, seguidos por redução lenta a cada 2-6 semanas com base na resposta clínica.
- Existem vários outros protocolos com doses discretamente diferentes.
- *Monitorização:* pressão arterial, concentração sérica de glicose, eletrólitos e sinais de infecção.

MECANISMO(S) DE AÇÃO
Supressão do *corticotropin-releasing hormone* (CRH); atividade anti-inflamatória.

EFEITOS COLATERAIS

Sintoma	Monitorização	Gestão
Ganho de peso	Medições periódicas (a cada 1-2 semanas) de peso	Considerar modificar dieta, embora provavelmente não faça muita diferença, pois o tratamento é de duração relativamente curta
Alterações comportamentais/ alterações do sono	Valorize o comportamento basal/padrões de sono para entender o que há de novo	Melatonina 1ª linha, seguida de clonazepam como sono
Imunossupressão	Monitorar sinais e sintomas de infecção (febre, letargia, tosse, dor de garganta)	Procure prontamente atendimento médico se aparecer algum indício de infecção
Supressão adrenal	Infecção, procedimentos cirúrgicos, desidratação aumentam estresse e risco de insuficiência adrenal	Doses de esteroides de estresse (administradas IV ou por via oral) podem ser necessárias por um período de ~1 ano após a última dose de prednisolona

Sintoma	Monitorização	Gestão
Pressão arterial elevada	Verifique a PA semanalmente	Considere a redução da ingestão de sal, pode ser necessária medicação para pressão arterial elevada
Intolerância à glicose (açúcar)	Sinais e sintomas de hiperglicemia (sede e micção significativamente elevadas, fadiga)	Ajuda da pediatria pode ser necessária
Refluxo gastroesofágico	Avaliar azia e sintomas associados (irritabilidade)	Medicamentos como famotidina ou omeprazol podem ser usados para prevenir distúrbios gastrintestinais
Úlcera péptica	Sinais e sintomas de dor de estômago, mudança de cor das fezes (para preto), letargia, anemia	Há um risco muito baixo de prednisolona causar uma úlcera gástrica
Alterações ósseas	Garantir a quantidade diária recomendada de cálcio e vitamina D administrada, embora haja apenas um baixo risco de problemas ósseos com cursos curtos de tratamento	
Vacinas	Vacinas de vírus vivos são contraindicadas	Discutir com neurologista antes de iniciar a dose de prednisolona e antes de administrar vacinas
Alterações eletrolíticas	Distensão abdominal, náuseas/vômitos, cristais na urina, fraqueza muscular	Ajuda da pediatria pode ser necessário

DICA PRÁTICA

- Aguarde 6 meses após o uso de esteroides antes de atualizar as vacinas, particularmente vacinas de vírus vivo ou inativado, devido à resposta imune suprimida.
- Considere a profilaxia com bactrim enquanto estiver em esteroides prolongados.
- Nos 6 meses após o desmame dos esteroides, considere dose de estresse de esteroides durante infecção devido a possível insuficiência adrenal.
- Recomendar protetor gástrico durante o curso prolongado de esteroides.
- Há grande variabilidade na dose, duração do tratamento e esquema de retirada entre os diversos serviços.

PREGABALINA

Lyrica™
Cápsula: 25 mg, 75 mg, 150 mg
Receita controlada branca

INDICAÇÃO
Terapia adjuvante no tratamento de crises epilépticas focais em pacientes com ≥ 4 anos de idade.

DOSE
Crianças:
- Dose inicial:
  - < 30 kg: 3,5 mg/kg/dia divididos em duas ou três doses.
  - ≥ 30 kg: 75 mg/dia divididos em duas ou três doses.
- Manutenção: 3,5-10 mg/kg/dia divididos em duas ou três doses.
- Dose máxima:
  - < 30 kg: 14 mg/kg/dia divididos em duas ou três doses.
  - ≥ 30 kg: 10 mg/kg/dia ou 600 mg/dia divididos em duas ou três doses.

Adultos:
- Dose inicial: 150 mg/dia divididos em duas ou três doses.
- Manutenção: 200-600 mg/dia divididos em duas ou três doses.
- Dose máxima: 600 mg/dia divididos em duas ou três doses.

Dose máxima conforme *clearance* de creatinina:
- *30-60:* 300 mg/dia divididos em duas ou três doses.
- *15-30:* 150 mg/dia divididos em duas ou três doses.
- *<15:* 75 mg/dia divididos em duas ou três doses.

Nível sérico terapêutico (mcg/mL): 3-10.

MECANISMO(S) DE AÇÃO
Bloqueador de canal Ca^{2+} voltagem-dependente por ligação de pré-sináptica à subunidade $\alpha 2\delta$.

EFEITOS COLATERAIS
- *Dose-dependente:* ganho de peso, edema, boca seca, sonolência, tontura, ataxia, cefaleia e tremor, aumento do risco de rabdomiólise, trombocitopenia leve, aumento do intervalo PR.
- *Idiossincrático:* menos propenso a causar erupção cutânea.
- *Contraindicações:* angioedema, urticária, dispneia, broncoespasmo.

INTERAÇÃO MEDICAMENTOSA
- Não interage com outros FACs.
- Mais ganho de peso com tiazolidinediona.
- Efeitos cognitivos aditivos e motores grossos com opiáceos, benzodiazepínicos e uso de álcool.

INDUÇÃO ENZIMÁTICA
Não.

DICA PRÁTICA
- Aconselhar sobre possível ganho de peso.
- A sonolência pode ser um efeito adverso limitante da dose mais frequentemente.
- Útil em pacientes com dor neuropática comórbida ou ansiedade.

PRIMIDONA

Mysoline™, Primid™
Tablete: 100 mg, 250 mg
Receita controlada branca

INDICAÇÃO
Usada isoladamente ou concomitantemente com outros anticonvulsivantes, é indicada no controle de crises tônico-clônicas generalizadas e focais.

DOSE

Dia 1-3	Dia 4-6	Dia 7-9
< 8 anos: 50 mg uma vez ao dia	50 mg duas vezes ao dia	100 mg duas vezes ao dia
> 8 anos: 100-125 mg uma vez ao dia	100-125 mg duas vezes ao dia	100-125 mg três vezes ao dia

Manutenção (após dia 10):
- < *8 anos:* 375-750 mg/dia dividido três vezes ao dia.
- ≥ *8 anos:* 750-1.000 mg/dia dividido três ou quatro vezes ao dia.
- *Dose máxima:* 2.000 mg/dia.

Nível sérico terapêutico: 6-12 mcg/mL.

MECANISMO(S) DE AÇÃO:
Modula a ativação alostérica positiva de receptor $GABA_A$.

EFEITOS COLATERAIS
- *Dose-dependente:* diminuição da libido, impotência, efeitos cognitivos negativos, fenobarbital (metabólito ativo) tem os piores efeitos colaterais psiquiátricos e cognitivos de todos os FACs, perda óssea, disfunção reprodutiva/sexual.
- *Idiossincrático:* agranulocitose, lúpus eritematoso sistêmico, trombocitopenia, hepatoxicidade.
- *Contraindicações:* porfiria, alergia ao fenobarbital.

INTERAÇÃO MEDICAMENTOSA
- ↓ Diuréticos, carvão ativado.
- Indutor do CYP3A4: aumenta o metabolismo de PHT, LTG, OCs, warfarin etc.

INDUÇÃO ENZIMÁTICA
Sim (pode interagir com anticoncepcional hormonal, quimioterápicos, medicação antirretroviral contra HIV, imunossupressores etc.).

DICA PRÁTICA
- Raramente usada hoje em dia. Seu uso foi substituído por FACs mais recentes com melhores perfis de efeitos colaterais.
- O desmame ou mudança para outro FAC dever ser feito de forma lenta, ao longo de 4-6 semanas.
- Requer monitoramento de hemograma completo, função hepática e eletrólitos.

PROPOFOL

Diprivan™

INDICAÇÃO
Propofol é um anestésico geral EV e droga de sedação que pode ser usado *off--label* no tratamento do estado de mal epiléptico.

DOSE
Crianças:
- *Dose de ataque:* 1-2 mg/kg.
- *Dose máxima de ataque:* 10 mg/kg.
- *Infusão contínua:* 1,2 mg/kg/hora (20 mcg/kg/minuto); ajustar conforme eficácia (p. ex., surto supressão).
- *Manutenção:* 1,8-12 mg/kg/hora (30-200 mcg/kg/minuto).
- *"Breakthrough seizures":* aumentar 0,3-0,6 mg/kg/hora (5-10 mcg/kg/minuto) a cada 5 minutos se necessário adicional 1 mg/kg *bolus*.

Adulto:
- *Dose de ataque:* 1-2 mg/kg *bolus*, seguido por 0,5-2 mg/kg *bolus* a cada 3-5 minutos até o efeito desejado (p. ex., surto supressão).
- *Dose máxima de ataque:* 10 mg/kg.
- *Infusão contínua:* 20 mcg/kg/minuto, ajustar conforme eficácia (p. ex., surto supressão).
- *Manutenção:* 30-60 mcg/kg/minuto (velocidade máx.: 200 mcg/kg/min).
- *"Breakthrough"status epilepticus:* administrar mais 0,5-2 mg/kg *bolus* a cada 3 minutos e aumentar velocidade de infusão de 5-10 mcg/kg/minuto a cada 5 minutos até efeito desejado (p. ex., surto supressão) ou dose máxima.

MECANISMO(S) DE AÇÃO
Ativa receptor $GABA_A$ e reduz atividade glutamatérgica através do bloqueio de receptor NMDA.

EFEITOS COLATERAIS
- *Dose-dependente:* síndrome de infusão relacionada com o propofol; hipotensão, apneia, dispneia, hipóxia, bradicardia, prolongamento do intervalo QTc.
- Use com cautela em pacientes com aumento da pressão intracraniana ou circulação cerebral prejudicada (se diminuições substanciais na PAM podem levar a diminuições na pressão de perfusão cerebral)
- *Idiossincrático:* espasmos de extremidades não epilépticos.

INTERAÇÃO MEDICAMENTOSA

Cuidado com medicamentos que prolongam o QTc, reduzem a FC ou reduzem a PA.

DICA PRÁTICA

- Quando o propofol é utilizado para *estado de mal epiléptico* refratário, a monitorização contínua do EEG é necessária.
- Geralmente, recomenda-se ter um período de pelo menos 24 horas de supressão de explosão antes da titulação para baixo.
- Pacientes em infusão prolongada de propofol devem ser monitorados rigorosamente quanto à síndrome de infusão de propofol, uma complicação potencialmente letal dessa medicação.

PIRIDOXINA (VITAMINA B6) & PIRIDOXAL FOSFATO (PLP)

INDICAÇÃO
Vitaminas e suplementos não são regulados pela FDA.

DOSE
Para irritabilidade causada por levetiracetam.
Vitamina B6: 25 mg ou 50 mg é frequentemente usada, mas 10 a 15 mg/kg/dia até 200 mg têm sido descrito (Mahmoud et al., Pediatr Neurology 2021).
Para epilepsia dependente de piridoxina:

Medicação	Dose/Idade
Piridoxina IV	100 mg (dose única)
Piridoxina PO	15-30 mg/kg/dia (divididos em 3 doses), até 200 mg/dia em neonatos, e 500 mg/dia em adultos
Piridoxina pré-natal/maternal	100 mg/dia
Piridoxal-fosfato (PO)	30 mg/kg/dia (divididos em 3 doses)

Modificado de Van Karnebeek C, Jaggumantri S. Current treatment and manIdadement of pyridoxine-dependent epilepsy. Curr Treat Options Neurol 2015;17:335.

Pode dar doses mais elevadas (o dobro) durante os primeiros 3 dias da doença febril.

MECANISMO(S) DE AÇÃO
Forma biologicamente ativa da piridoxina; cofator da glutamic acid decarboxylase (GAD), que é a enzima da biossíntese de GABA.

EFEITOS COLATERAIS
Altas doses durante períodos prolongados podem causar neuropatia sensorial e raramente motora.
Os testes bioquímicos e genéticos devem ser feitos o mais rapidamente possível para limitar o tratamento desnecessário (em altas doses) com piridoxina. Os efeitos colaterais agudos de altas doses incluem depressão respiratória, bradicardia, hipotermia, hipotonia, apneia e depressão eletrográfica da atividade cerebral.

- *Dose dependente:* distúrbio gastrintestinal.
- *Idiossincrático:* neuropatia sensorial reversível.

DICA PRÁTICA

- A experiência clínica local mostra aumento de náuseas quando a cápsula de piridoxal fosfato é aberta e antes de ser administrada por via oral.
- A vitamina B6 tem um sabor muito ruim quando cortada ou esmagada.
- A piridoxina EV pode causar parada respiratória e deve ser usada apenas em ambiente de terapia intensiva.
- Vitamina B6 pode ser dada à mãe durante toda a gravidez por via oral com boa transferência placentária (solúvel em água) quando houver diagnóstico pré-natal de dependência de piridoxina.
- Crises responsivas ao ácido folínico e epilepsia dependente de piridoxina são causadas pela deficiência de α-aminoadípico semialdeído (α-AASA) desidrogenase associada a mutações na ALDH7A1. A hipótese atual é que ela cause diminuição dos níveis de piridoxal-5-fosfato, o que afeta o metabolismo do glutamato e GABA. Portanto, é razoável considerar a coadministração de ácido folínico em casos refratários.
- A resposta clínica é variável, e aumentos de dose podem ser necessários em casos geneticamente confirmados e epilepsia refratária.

RUFINAMIDA

Banzel™
Tablete: 200 mg, 400 mg
Suspensão oral: 40 mg/mL
Receita controlada branca

INDICAÇÃO
É indicada para o tratamento adjuvante de crises epilépticas associadas à síndrome de Lennox-Gastaut em pacientes com ≥ 1 ano de idade.

DOSE
Criança e adolescentes:
- *Dose inicial:* 10 mg/kg/dia (até 400 mg/dia).
- *Como aumentar a dose:* aumentar 10 mg/kg/dia a cada 2 dias (em doses mais altas pode ser necessário aumento mais lento).
- *Manutenção:* 45 mg/kg/dia divididos em duas ou três doses.
- *Dose máxima:* 3.200 mg/dia.

Adulto:
- *Dose inicial:* 400-800 mg/dia divididos em duas ou três doses.
- *Como aumentar a dose:* 400-800 mg/dia a cada 2 dias (em doses mais altas pode ser necessário aumento mais lento).
- *Dose máxima:* 3.200 mg/dia

Nível sérico terapêutico (mcg/mL): 5-48 mcg/mL.
Retirada: reduzir ~25% a cada 2 dias.

MECANISMO(S) DE AÇÃO:
Bloqueador de canal de Na^+.

EFEITOS COLATERAIS
Encurtamento do intervalo QT (provavelmente insignificante se o paciente não estiver usando outros medicamentos para encurtamento do intervalo QT ou não tiver síndrome do QT curto). Perturbação gastrointestinal, leucopenia, sonolência, tontura, ataxia, dor de cabeça, tremor, DRESS.
Contraindicações: insuficiência hepática grave, síndrome do QT curto familiar.

INDUÇÃO ENZIMÁTICA
Sim (pode interagir com anticoncepcional hormonal, quimioterápicos, medicação antirretroviral contra HIV, imunossupressores etc.). Diminuir o estradiol em > 800 mg 2×/dia.

DICA PRÁTICA
- Na retirada da rufinamida, considere reduções de dose de 25% a cada 2 dias.
- Use com cautela em pacientes com síndrome do QT curto ou enquanto o paciente estiver tomando concomitantemente medicamentos associados ao encurtamento do QT.

STIRIPENTOL

Diacomit™
Cápsulas: 250 mg, 500 mg
Solução oral (*sachets*): 250 mg, 500 mg

INDICAÇÃO
É indicado no tratamento de crises epilépticas em pacientes ≥ 6 meses de idade, com pelo menos 7 kg, com síndrome de Dravet, em uso de clobazam. Não existem dados clínicos que suportem a utilização de stiripentol em monoterapia na síndrome de Dravet.

DOSE
Crianças:
- *Dose inicial:* 50 mg/kg/dia divididos duas vezes ao dia.
- *Dose máxima:* 100 mg/kg/dia ou 3.000 mg/dia.

MECANISMO(S) DE AÇÃO:
Modulador alostérico positivo de receptor $GABA_A$, inibe desidrogenase láctica.

EFEITOS COLATERAIS
- *Dose-dependente:* perda de peso, sonolência, agitação, ataxia, hipotonia, disartria, anorexia, tremor, ideação suicida.
- *Idiossincrático:* neutropenia, trombocitopenia

INTERAÇÃO MEDICAMENTOSA
↑ Aripiprazol, brivaracetam, canabidiol, clobazam, diazepam, midazolam, ISRS. CBZ e PHT ↓ stiripentol.

INDUÇÃO ENZIMÁTICA
Sim (pode interagir com anticoncepcional hormonal, quimioterápicos, medicação antirretroviral contra HIV, imunossupressores etc.).

DICA PRÁTICA
- Não administrar mais do que duas vezes por dia em lactentes, use com cautela em crianças mais velhas.
- Alguns especialistas usam dose inicial mais baixas (10-15 mg/kg/dia) com aumento gradativo até 50 mg/kg/dia.
- Stiripentol aumentar o nível plasmático de fenfluramina, clobazam e seu metabólito.

TIAGABINA

Gabitril™
Tablete: 2 mg, 4 mg, 12 mg, 16 mg

INDICAÇÃO
É indicada com terapia adjuvante em crises focais em pacientes com ≥ 12 anos.

DOSE
Idade: ≥ 12 anos de idade (em uso de EIASM)
- *Dose inicial:* 4 mg/dia.
- *Como aumentar a dose:* aumentar para 4 mg/dia a cada semana.
- *Dose máxima:* 32 mg/dia divididos em duas ou três doses.
- *Concentração sérica terapêutica (mcg/mL):* 5-7 mcg/mL.

MECANISMO(S) DE AÇÃO:
Inibidor seletivo da recaptação do GABA nas sinapses inibitórias.

EFEITOS COLATERAIS
- *Dose-dependente:* status epilepticus não convulsivo, ganho de peso, tremor, dor abdominal, náuseas, sonolência, tontura, dificuldade de concentração, nervosismo, problemas de linguagem.
- *Idiossincrático:* menor probabilidade de causar erupção cutânea.

INTERAÇÃO MEDICAMENTOSA
- ↑ TGB se em uso de VPA (40%) e se insuficiência hepática.
- ↓ TGB se em uso de PHT, CBZ, PB e PRM.

INDUÇÃO ENZIMÁTICA
Não.

DICA PRÁTICA
- Não use dose de ataque, aumento rápido da dose ou aumento em grandes incrementos.
- Desmame gradualmente ao longo de várias semanas a meses.
- Os pacientes que **NÃO** recebem concomitantemente EIASM requerem doses mais baixas, aumento mais lento e monitoramento do nível sérico.
- Tiagabina não é comumente usada em parte devido ao seu índice terapêutico estreito e alto risco de efeitos colaterais.

TOPIRAMATO

Topamax ™
Tablete: 25 mg, 50 mg, 100 mg
Spray: 15 mg, 25 mg
Cápsula XR: 25 mg, 50 mg, 100 mg, 150 mg, 200 mg
Receita controlada branca

INDICAÇÃO
É indicado como monoterapia ou terapia adjuvante no tratamento de crises focais e generalizadas em pacientes acima de ≥ 2 anos de idade.

DOSE
Crianças:
- *Dose inicial:* 25 mg/dia (a noite).
- *Como aumentar a dose:* aumentar 25 mg/dia a 50 mg/dia semanalmente.
- *Manutenção:* 5 a 9 mg/kg/dia divididos duas vezes ao dia.
- *Dose máxima:* 10 mg/kg/dia divididos em duas doses ou 400 mg/dia divididos duas vezes ao dia.

Adulto:
- *Dose inicial:* 25 mg/dia (a noite).
- *Como aumentar a dose:* aumentar 25 mg/dia a 50 mg/dia semanalmente.
- *Manutenção:* 200-400 mg/dia divididos duas vezes ao dia.
- *Dose máxima:* 400 mg/dia divididos duas vezes ao dia.

Nível sérico terapêutico (mcg/mL): 7-30 mcg/mL.

MECANISMO(S) DE AÇÃO
- Bloqueador de canal de Na^+, bloqueador receptor de kainato.
- Potencializa corrente mediada por receptor $GABA_A$.
- Inibidor da anidrase carbônica.

EFEITOS COLATERAIS
- *Dose-dependente:* perda de peso, nefrolitíase, lentificação mental e dificuldades para encontrar palavras, hipoidrose, hipertermia, parestesia.
- *Idiossincrático:* menos suscetível de causar erupção cutânea, glaucoma ângulo fechado (requer retirada imediata da droga), miopia, hepatoxicidade, pancreatite, suicidalidade, oligoidrose e hipertermia.
- *Teratogênico:* Y.

INTERAÇÃO MEDICAMENTOSA
- ↓ TPM se associado à CBZ e PHT.
- Monitorar níveis de lítio.
- Outros inibidores da anidrase carbônica aumentam o risco de acidose metabólica e cálculos renais.

INDUÇÃO ENZIMÁTICA
Sim, em doses de 200 mg/dia ou mais (potential interação com anticoncepcional hormonal, quimioterápicos, drogas antiretrovirais para tratamento do HIV, imunossupresores etc.).

DICA PRÁTICA
- Use com cautela em pacientes que vivem clima quente devido à diminuição da sudorese.
- Aconselhar sobre cognição prejudicada e dificuldades de encontrar palavras que são comumente vistas em doses mais elevadas.
- Use com cautela em pacientes com cálculos renais prévios ou anatomia urológica complexa devido ao risco de nefrolitíase.
- Considere a possibilidade de nefrolitíase em pacientes não verbais em uso de topiramato que apresentem agitação aumentada.
- Considerar como fonte potencial de febre de origem desconhecida.
- Em caso de sintomas de glaucoma de ângulo fechado descontinuar a medicação e obter avaliação oftalmológica de urgência.
- Use com cautela se o paciente também estiver em uso da dieta cetogênica devido ao risco de nefrolitíase.

VIGABATRINA

Sabril™
Tablete: 500 mg
Receita controlada branca

INDICAÇÃO
É indicada como monoterapia para o tratamento de espasmos epilépticos em lactentes de 1 mês a 2 anos de idade, para os quais os benefícios potenciais superam o risco potencial de perda de visão.

DOSE
1 mês a 2 anos (espasmo epiléptico):
- *Dose inicial:* 25 mg/kg/dia dividido duas vezes ao dia.
- *Como aumentar a dose:* 25-50 mg/kg/dia em aumentos a cada 3 dias.
- *Manutenção:* 50-150 mg/kg/dia divididos duas vezes ao dia (pode ser administrada uma vez ao dia se necessário).
- *Dose máxima:* 200 mg/kg/divididos duas vezes ao dia.

MECANISMO(S) DE AÇÃO
Inibidor irreversível da GABA transaminase (enzima que degrada GABA).

EFEITOS COLATERAIS
- *Dose-dependente:* perda de campo visual periférico, redução da discriminação de cores, redução do fluxo sanguíneo ocular, retinopatia central, ganho de peso, alterações psiquiátricas, pode precipitar/piorar mioclonia epiléptica.
- *Idiossincrático:* hepatotoxicidade, pancreatite, provavelmente seguro em pacientes com porfiria.

INTERAÇÃO MEDICAMENTOSA
- ↑ clonazapam (30%)
- ↓ nível de PHT (~18%)

INDUÇÃO ENZIMÁTICA
Não.

DICA PRÁTICA

- Vigabatrina deve ser considerada como primeira linha para o tratamento de espasmos epilépticos em pacientes com esclerose tuberosa.
- Pode causar constrição bilateral progressiva e permanente do campo visual, porém esse efeito colateral é observado em menor frequência na população infantil do que em adultos. O risco aumenta com doses mais elevadas e maior duração do tratamento. Os pacientes devem ser submetidos a avaliação oftalmológica regular.
- Anormalidades reversíveis da RM (tálamo, gânglios da base, tegmento mesencefálico, núcleo denteado etc.) são mais bem vistas em T2 e sequências de difusão.
- Essas alterações são geralmente assintomáticas, mas sintomas extrapiramidais, mioclonia e tremor foram relatados.
- Raros casos de encefalopatia aguda foram descritos, mas a relação direta com a vigabatrina ainda não foi estabelecida.
- Na maioria dos pacientes, as anormalidades da RM são transitórias e se resolvem sem a suspensão da medicação.
- Retirada rápida pode causar crises epilépticas, aconselhar desmame lento para minimizar o risco deste efeito colateral.
- O uso no tratamento de crises epilépticas focais pode ser considerado em pacientes com esclerose tuberosa.
- Raros casos de espongiose da substância branca foram descritos, mas seu significado clínico permanece obscuro.

ZONISAMIDA

Zonegran™
Comprimido: 25 mg, 50 mg, 100 mg

INDICAÇÃO
É indicada como terapia adjunta no tratamento de crises focais em adultos.

DOSE
Crianças:
- *Dose inicial:* 0,5-1 mg/kg/dia uma vez ao dia ou dividido duas vezes ao dia.
- *Como aumentar a dose:* aumentar 0,5-1 mg/kg/dia a cada 2 semanas, mas pode ser aumentado mais rápido se necessário.
- *Manutenção:* 4 a 8 mg/kg/dia uma vez ao dia ou divididos duas vezes ao dia.
- *Dose máxima:* 12 mg/kg/dia (ou 500 mg/dia) uma vez ao dia ou divididos duas vezes ao dia.

Idade: Adolescente ou adulto:
- *Dose Inicial:* 100 mg/dia uma vez ao dia ou divididos em duas doses.
- *Como aumentar a dose:* aumentar 100/dia a cada duas semanas.
- *Manutenção:* 200-400 mg/dia uma vez ao dia ou divididos em duas doses.
- *Dose máxima:* 600 mg/dia uma vez ao dia ou divididos em duas doses.

MECANISMO(S) DE AÇÃO
Bloqueador de canal de Na^+ e Ca^{2+} tipo T, ativa receptor $GABA_A$, inibidor fraco da anidrase carbônica, facilita transmissão dopaminérgica e serotoninérgica.

EFEITOS COLATERAIS
- *Dose-dependente:* perda de peso, nefrolitíase, lentificação mental e dificuldades para encontrar palavras, hipoidrose, hipertermia, parestesia.
- *Idiossincrático:* hepatotoxicidade, pancreatite.
- *Grave:* reação cutânea grave incluindo SJS e TEN.

INTERAÇÃO MEDICAMENTOSA
- ↓ clobazam, fenobarbital, fenitoína.
- Interação moderada com valproato.

INDUÇÃO ENZIMÁTICA
Não.

DICA PRÁTICA
- Use com cautela em atletas e pacientes que vivem em climas excessivamente quentes devido à possível hipoidrose.

- Perda de peso, lentificação mental, dificuldade para encontrar palavras e nefrolitíase são descritos, embora observados com menos frequência do que com topiramato.
- Considere este medicamento em pacientes com história de adesão medicamentosa insatisfatória devido à dosagem uma vez por dia e meia-vida longa.
- Embora este medicamento seja aprovado para convulsões focais, alguns estudos clínicos demonstraram eficácia em vários tipos de crises e demonstraram ser eficazes em síndromes epilépticas generalizadas, incluindo crises de ausência.
- Use com cautela se o paciente também estiver na dieta cetogênica devido ao risco de nefrolitíase.

BIBLIOGRAFIA

Anderson LL, Absalom NL, Abelev SV, Low IK, Doohan PT, Martin LJ, et al. Coadministered cannabidiol and clobazam: Preclinical evidence for both pharmacodynamic and pharmacokinetic interactions. Epilepsia 2019;60:2224-2234.

Curatolo P, Nabbout R, Lagae L, Aronica E, Ferreira JC, Feucht M, et al. ManIdadement of epilepsy associated with tuberous sclerosis complex: Updated clinical recommendations. Eur J Paediatr Neurol 2018;22:738-748.

French JA, Lawson JA, Yapici Z, Ikeda H, Polster T, Nabbout R, et al. Adjunctive everolimus therapy for treatment-resistant focal-onset seizures associated with tuberous sclerosis (EXIST-3): a phase 3, randomised, double-blind, placebo-controlled study. Lancet 2016;388:2153-63.

Gallagher RC, Van Hove JL, Scharer G, Hyland K, Plecko B, Waters PJ, et al. Folinic acid-responsive seizures are identical to pyridoxine-dependent epilepsy. Ann Neurol 2009;65:550-6.

Gidal B, Spencer N, Maly M, Pitterle M, Williams E, Collins M, et al. Valproate-mediated disturbances of hemostasis: relationship to dose and plasma concentration. Neurology 1994;44:1418-22.

Glauser T, Ben-Menachem E, Bourgeois B, Cnaan A, Guerreiro C, Kälviäinen R, et al. Updated ILAE evidence review of antiepileptic drug efficacy and effectiveness as Dose inicial monotherapy for epileptic seizures and syndromes. Epilepsia 2013;54:551-63.

Glauser TA, Cnaan A, Shinnar S, Hirtz DG, Dlugos D, Masur D, et al. Ethosuximide, valproic acid, and lamotrigine in childhood absence epilepsy. N Engl J Med 2010;362:790-9.

Guerreiro MM, Vigonius U, Pohlmann H, de Manreza ML, Fejerman N, Antoniuk SA, et al. A double-blind controlled clinical trial of oxcarbazepine *versus* phenytoin in children and adolescents with epilepsy. Epilepsy Res 1997;27:205-13.

Koleba T, Ensom MH. Pharmacokinetics of intravenous immunoglobulin: a systematic review. Pharmacotherapy 2006;26:813-27.

Mahmoud A, Tabassum S, Al Enazi S, Lubbad N, Al Wadei A, Al Otaibi A, et al. Amelioration of levetiracetam-induced behavioral side effects by pyridoxine. A randomized double blind controlled study. Pediatr Neurol 2021;119:15-21.

Nellis G, Metsvaht T, Varendi H, Toompere K, Lass J, Mesek I, et al. Potentially harmful excipients in neonatal medicines: a pan-European observational study. Arch Dis Child 2015;100:694-9.

Ng YT, Conry J, Paolicchi J, Kernitsky L, Mitchell W, Drummond R, et al. Long-term safety and efficacy of clobazam for Lennox-Gastaut syndrome: interim results of an open-label extension study. Epilepsy Behav 2012;25:687-94.

Pearl PL, Poduri A, Prabhu SP, Harini C, Goldstein R, Atkinson RM, et al. White matter spongiosis with vigabatrin therapy for infantile spasms. Epilepsia 2018;59:e40-e44.

Rogawski MA, Löscher W, Rho JM. Mechanisms of Action of Antiseizure Drugs and the Ketogenic Diet. Cold Spring Harb Perspect Med 2016;6:a022780.

Shaaya EA, Grocott OR, Laing O, Thibert RL. Seizure treatment in Angelman syndrome: A case series from the Angelman Syndrome Clinic at Massachusetts General Hospital. Epilepsy Behav 2016;60:138-41.

Sharpe C, Reiner GE, Davis SL, Nespeca M, Gold JJ, Rasmussen M, et al. Levetiracetam Versus Phenobarbital for Neonatal Seizures: A Randomized Controlled Trial. Criançass. 2020;145:e20193182.

Stafstrom CE, Rho JM. Neurophysiology of Seizures and Epilepsy. In: Swaiman KF, Ashwal S, Ferriero DM, Schor NF, Finkel RS, Gropman AL, Pearl PL, Shevel MI. Swaiman's Crianças Neurology: Principles and Practice, 6th edition, Elsevier 2018, pp 506-18.

Surtees R, Wolf N. Treatable neonatal epilepsy. Arch Dis Child 2007;92:659-61.

Thiele E, Marsh E, Mazurkiewicz-Beldzinska M, Halford JJ, Gunning B, et al. Cannabidiol in patients with Lennox-Gastaut syndrome: Interim analysis of an open-label extension study. Epilepsia 2019;60:419-428.

Trinka E, Cock H, Hesdorffer D, Rossetti AO, Scheffer IE, Shinnar S, et al. A definition and classification of status epilepticus-Report of the ILAE Task Force on Classification of Status Epilepticus. Epilepsia 2015;56:1515-23.

Van Engelen BG, Renier WO, Weemaes CM, Strengers PF, Bernsen PJ, Notermans SL. High-dose intravenous immunoglobulin treatment in cryptogenic West and Lennox-Gastaut syndrome; an add-on study. Eur J Pediatr 1994;153:762-9.

Van Karnebeek C, Jaggumantri S. Current treatment and manIdadement of pyridoxine-dependent epilepsy. Curr Treat Options Neurol 2015;17:335.